Franca Mangiameli

Die Milchdiät

Abnehmen mit dem Kalzium-Kick

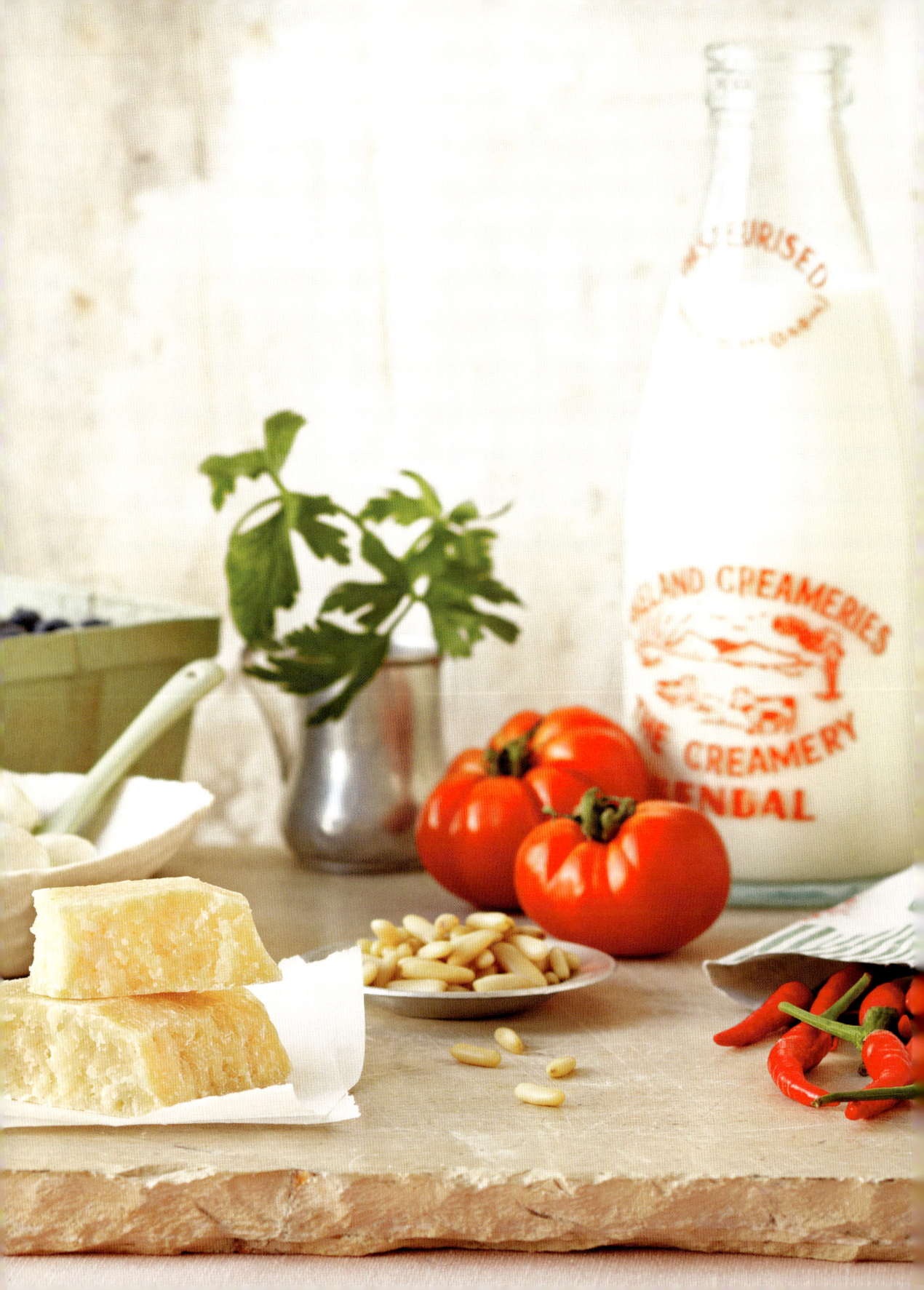

Franca Mangiameli

Die Milchdiät

Abnehmen mit dem Kalzium-Kick

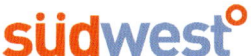

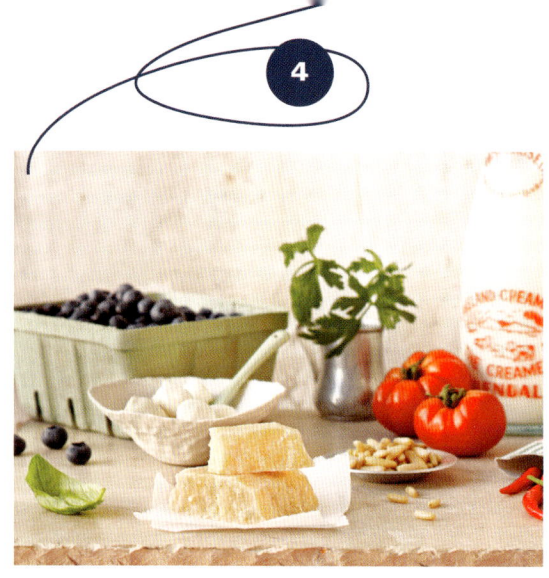

INHALT

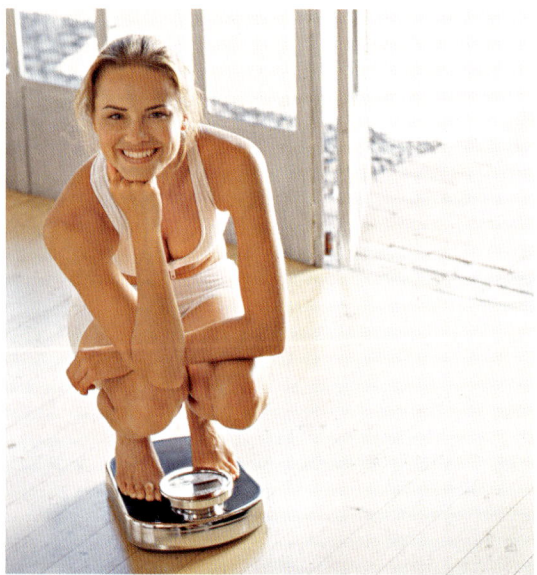

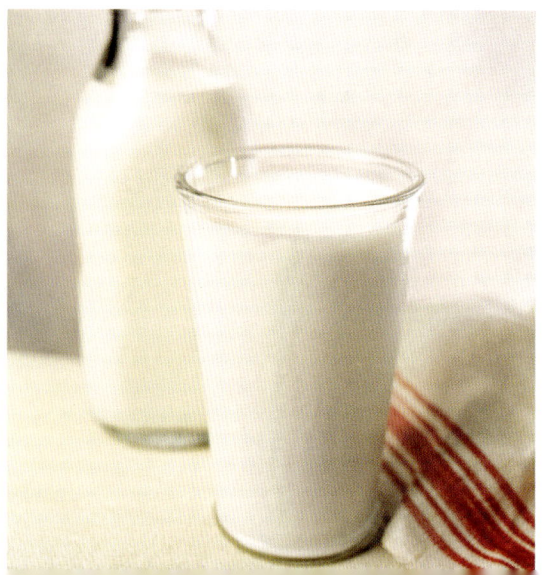

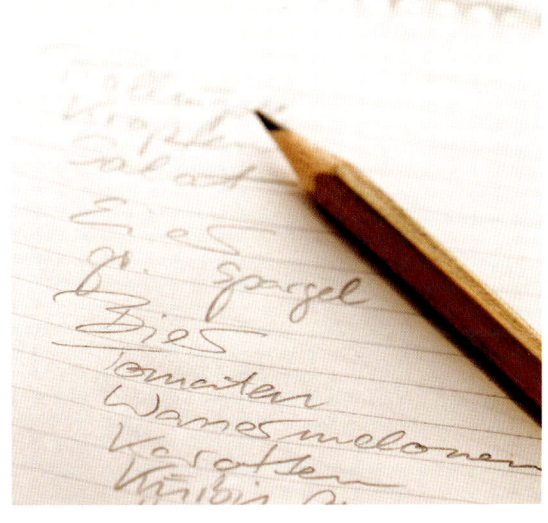

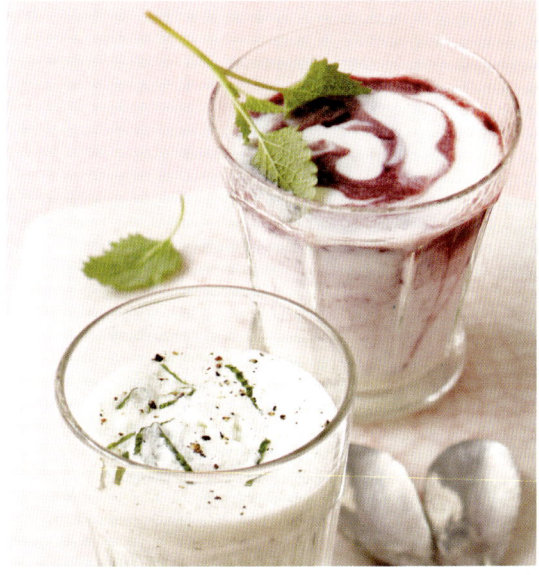

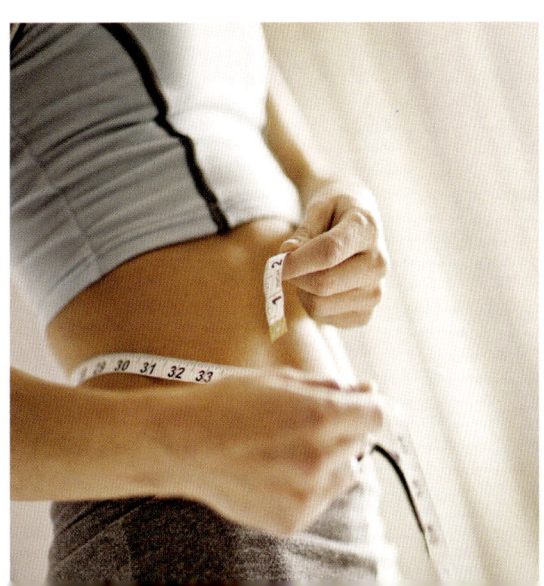

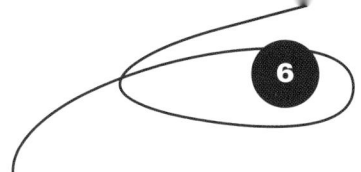

Vorwort

Dieses Buch ist überfällig! Es räumt endlich mit den vielen weit verbreiteten, tatsächlich aber längst widerlegten Vorurteilen rings um Milch und Milchfett auf. Und es setzt ein Diät-Konzept dagegen, das durch zahlreiche wissenschaftliche Untersuchungen als wirklich wirksam bestens belegt ist. Damit unterscheidet sich dieses Buch von zahlreichen Modediäten, die nicht auf Fakten fußen, sondern auf fantasievollen Marketing-Gags oder selbst erdachten Märchen und verworrenen Mythen.

Meiner Kollegin Franca Mangiameli ist dabei das Kunststück gelungen, nicht nur den gesamten wissenschaftlichen Hintergrund evidenzbasiert zu bewerten und kurz gefasst einzubringen, sondern auch noch einen praxisrelevanten, für jeden Laien leicht verständlichen Ratgeber zu schaffen. Die überzeugenden Praxistipps sollten es den Lesern leicht machen, sich selbst von der Effektivität der Milchdiät zu überzeugen. Und wer schon einmal das Vergnügen hatte, von ihr bekocht zu werden, wird nie wieder vergessen, welch hervorragende Köchin Franca Mangiameli ist. Wie in ihren anderen Kochbüchern bestechen auch die hier vorgestellten Milchdiät-Rezepte durch die einfache Umsetzbarkeit und exzellente Schmackhaftigkeit.

Der vorliegende Ratgeber ist aber allein schon wegen seiner hervorragend recherchierten wissenschaftlichen Basis empfehlenswert und wird hoffentlich dazu beitragen, die weit verbreiteten falschen Einschätzungen über die gesundheitliche Bedeutung von Milch und Milchprodukten zu verdrängen. Wie kaum ein anderes Nahrungsmittel leidet Milch an einem Vorurteil: Milch und Milchprodukte enthalten relativ viel Fett – und zwar tierisches Fett. Tatsächlich enthalten sie auch relativ viele gesättigte Fettsäuren. Diese Fettsäuren seien ein Risikofaktor für Herz-Kreislauf-Erkrankungen. Das in der Milch enthaltene Cholesterin sei noch ein zusätzliches Risiko. Und da Milch und Milchprodukte relativ viele Kalorien pro hundert Gramm Verzehr liefern, werden sie häufig auch noch als Übergewichtsrisiko eingestuft. Als Folge dieser theoretischen Betrachtung warnt man bis heute in der Ernährungsberatung sehr häufig vor einem „zu hohen" Konsum von Milch und Milchprodukten.

Doch diese Einschätzungen sind naiv, uninformiert und kurzsichtig und sie ignorieren immerfort die wissenschaftlichen Fakten. Milch enthält neben ihren gesättigten Fettsäuren noch über hundert weitere Fettsäuren, wobei viele ausgesprochen günstige gesundheitliche Effekte ausüben. Offenbar können sie die potenziell cholesterinsteigernde Wirkung der gesättigten Fettsäuren mehr als ausgleichen: Es ist in zahlreichen

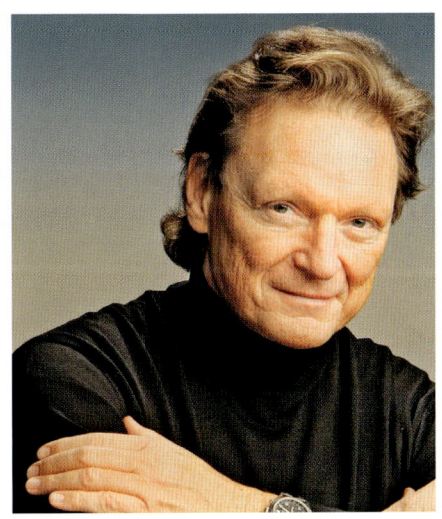

Langzeitstudien längst belegt, dass Menschen, die viel Milch und Milchprodukte konsumieren, einen klaren Vorteil in Bezug auf Herz-Kreislauf-Erkrankungen im Vergleich zu Milch-Verschmähern haben! Und Milchfett ist nicht nur wegen seiner Vielfalt mit keinem anderen Fett auf dem Markt vergleichbar, es ist auch das am leichtesten verdauliche Fett für den Menschen.

Milch ist ein einzigartiges Nahrungsmittel und es ist kein Zufall, dass darin alle notwendigen Nährstoffe zum Erhalt des Lebens eingebaut sind. So zeichnet sich gerade auch sein Eiweißanteil durch günstige biologische Effekte aus. Bei der Frage, ob jemand zu- oder abnimmt, kommt es eben nicht nur auf die reinen Kaloriengehalte an. Entscheidend ist auch, wie gut diese Kalorien sättigen und wie lange sie satt halten. Dies hat Einfluss darauf, was wir bei den Folgemahlzeiten essen und wie viele Kalorien wir insgesamt zu uns nehmen. Und wie in diesem Buch belegt wird: Milch sättigt und hält satt und man kann damit abnehmen, obwohl das Fett in der Milch als energetisches Risiko gilt.

Nachdem zwei Drittel der Bevölkerung bereits übergewichtig sind und der Trend weitergeht, spielt das Thema Gewichtskontrolle eine immer größere Rolle in unserer Gesellschaft. Ein erhöhter Konsum von Milch und Milchprodukten kann hierzu wegen deren speziellen biologischen Eigenschaften einen sinnvollen Beitrag leisten. Ich wünsche mir, dass das neue Buch von Franca Mangiameli die hohe Anerkennung bekommt, die es verdient, und dass es vielen betroffenen Lesern hilft, ihr Gewicht nicht nur effektiver, sondern auch auf gesündere und nachhaltigere Weise zu reduzieren.

München, im April 2011

Prof. Dr. Nicolai Worm

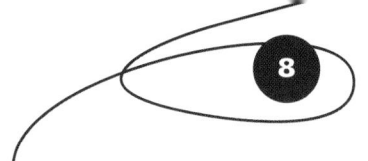

Einleitung

Deutschland hat ein „gewichtiges" Problem, denn mindestens jeder zweite Deutsche bringt zu viel auf die Waage. Während korpulente Formen zu früheren Zeiten ein Schönheitsideal darstellten, promenieren heutzutage Hungerhaken auf Stelzen über den Laufsteg. Wer sich in seiner Fülle nicht wohlfühlt und lieber dem „neuen" Schönheitsideal hinterherstreben möchte, startet aus der Verzweiflung heraus irrsinnige Diätversuche. Nicht nur, dass diese von Erfolglosigkeit gekrönt sind, meistens setzen sie sogar noch ein paar Pfunde obendrauf. Hinzu kommt, dass sich Betroffene mit Vorurteilen wie „Du isst zu viel" oder „Du bist zu faul" herumschlagen müssen. Sicherlich gibt es die dicken „sesshaften" Vielesser – allerdings findet man diesen Lebensstil nicht selten auch unter Schlanken. Es muss also noch andere Ursachen für Fettleibigkeit geben – und eine davon heißt Kalziummangel.

Wissenschaftler haben bereits in den 80er-Jahren festgestellt, dass Menschen, die mehr Milch und damit auch mehr Kalzium konsumierten, tendenziell weniger wiegen. Drei bis vier Portionen Milch und Milchprodukte pro Tag reichen schon aus, um das Risiko, übergewichtig zu werden, um 60 Prozent zu senken. Die erste klinische Diät-Studie mit Milch wurde Ende der 90er-Jahre durchgeführt. Die Milchdiät spielte dabei im Vergleich zur üblichen Standarddiät einen um neun Kilogramm höheren Gewichtsverlust in nur 16 Wochen ein. Die Ergebnisse waren so überwältigend, dass sie es sogar in die Presse schafften. Immer mehr Studien haben seitdem diese Botschaft untermauert.

Dennoch ist Milch bis heute in vielen Köpfen als Dickmacher verankert. Ein falscher Gedanke, wie Sie in diesem Buch erfahren werden. Milch ist nicht nur eine gesunde Nährstoffbombe, die Krankheiten wie Typ-2-Diabetes und Fettstoffwechselstörungen vorbeugt, darüber hinaus ist sie auch ein Fettkiller. Hauptakteur der Milchdiät ist das Milchkalzium. Als Schlüssel-Mineral wirkt es gleich dreifach in der Fettzelle: Es hemmt dort den Fettaufbau sowie die Fettspeicherung, gleichzeitig aktiviert es die Fettverbrennung. Darüber hinaus bindet Kalzium eine gewisse Menge Nahrungsfett und scheidet dieses unverwertet wieder aus. Daneben existieren noch viele andere Inhaltsstoffe mit Fatburner-Potenzial in der Milch, die zusammen mit dem Kalzium den Abnehm-Effekt verstärken. Auf diese Weise können Sie mit der Milchdiät im Vergleich zu einer fettarmen Standarddiät fast doppelt so viel Gewicht bei gleicher Kalorienzufuhr abnehmen. Und das Erfreuliche daran: Sie bauen vor allem Körperfett ab, speziell am Bauch. Milchkalzium ist also eine geniale Bauch-weg-Waffe!

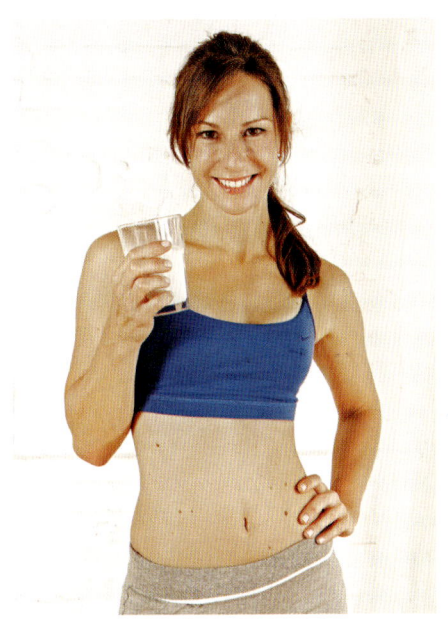

Das Konzept der Milchdiät ist denkbar einfach: Sie essen weniger Kohlenhydrate, dafür aber reichlich satt machendes Eiweiß, Gemüse und Obst kombiniert mit der Extraportion Milch. Leckere Rezepte mit dem Kalzium-Kick für Frühstück, Mittag- und Abendessen sowie ein 7-Tage-Essensplan erleichtern Ihnen den Start hin zu einem neuen Körpergefühl. Ein effektives Diätprogramm ist erst dann vollständig, wenn neben der Ernährung auch Bewegung und Entspannung einfließen. Lesen Sie selbst, wie Sie Ihren Körper durch Aktivität zwingen, mehr Energie zu verbrauchen, und lernen Sie Ihren Stresspegel zu dämpfen – dieser Weg verhilft Ihnen zu einem maximalen Abnehmerfolg. Tipps und Tricks, wie Sie Ihren Stoffwechsel intelligent austricksen, um „abgespeckten" Fettzellen kein weiteres Futter für erneutes Aufpolstern zu geben, helfen Ihnen sich dauerhaft über die gewonnene Leichtigkeit zu erfreuen.

Die Milchdiät schmeckt, ist einfach umzusetzen,

baut auf wissenschaftlichen Daten auf

und räumt zudem mit Milchmythen auf.

Ich wünsche Ihnen viel Spaß und vor allem Erfolg
bei der Umsetzung der Milchdiät,

Ihre Franca Mangiameli

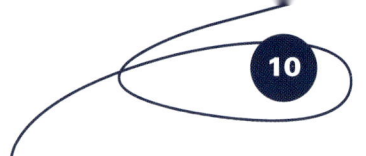

Die Kühe machen muhhhh und wir machen mhhhh!

Milch ist eines der ältesten Getränke der Welt. In der Bibel wird die Milch als Sinnbild des Paradieses und des Überflusses beschrieben. In der griechischen Mythologie ist Milch der Schlüssel zur Unsterblichkeit. Neben der religiösen Verehrung war sie aber auch ein Symbol von Reinheit, Fruchtbarkeit und Schönheit. Und nicht zuletzt auch für die Gesundheit wurde sie als wirksames Heilmittel gehandelt.

Milch ist das erste Getränk, das Menschen sowie alle anderen Säuger zu sich nehmen. Sie lässt uns wachsen und gedeihen. Das funktioniert deshalb so gut, weil Milch ein „komplettes Lebensmittel" ist, das bezogen auf seinen Energiegehalt alle wichtigen Nährstoffe liefert.

Beliebt ist Milch nicht nur bei den Kleinen, auch für große Schleckermäuler ist sie kaum noch wegzudenken. Morgens beginnt der Tag mit einem köstlichen Latte macchiato in der Kaffee-Bar, mittags ein Joghurt als Snack, nach dem Sport ein leckerer Power-Milchshake zum Auftanken und Regenerieren und abends zum Glas Rotwein darf ein feines Stück Käse nicht fehlen.

Milch und Milchprodukte liegen also voll im Trend. Nicht zuletzt aufgrund der vielfältigen Verwendbarkeit ist Milch mittlerweile mehr als nur ein Grundnahrungsmittel – sie ist ein Symbol für Gesundheit, Genuss und Fitness – sie steht für Leistungsfähigkeit und Power, aber auch für Ruhe und Gemütlichkeit – eben ein Lifestyle-Lebensmittel.

Innere Werte, die sich sehen lassen können

Milcheiweiß – maßgeschneidert für menschliche Bedürfnisse

In 100 Milliliter Milch stecken 3,4 Gramm leicht verdauliches Eiweiß, welches zudem auch sehr hochwertig ist. Das bedeutet, dass der Körper aus Milcheiweiß körpereigenes Eiweiß, wie Muskeln, zu bilden in der Lage ist. Verantwortlich dafür ist vor allem der Molkenanteil, der 20 Prozent des Milcheiweißes ausmacht und von allen Lebensmitteln die beste Eiweißqualität liefert. Vor allem die Aminosäure Leucin (Aminosäuren sind Bausteine der Eiweiße), der wir in diesem Buch noch öfter begegnen werden, hat nicht nur eine muskelschützende Wirkung, sondern fördert darüber hinaus auch ihren Aufbau. Das wissen auch Fitnessstudiobetreiber zu schätzen, die sich ihre Regale mit leucinreichen Molkeneiweiß-Präparaten füllen.

Die restlichen 80 Prozent des Milcheiweißes fallen auf das Kasein, das vor allem in der Käseherstellung eine große Rolle spielt. Milcheiweiße sind die wich-

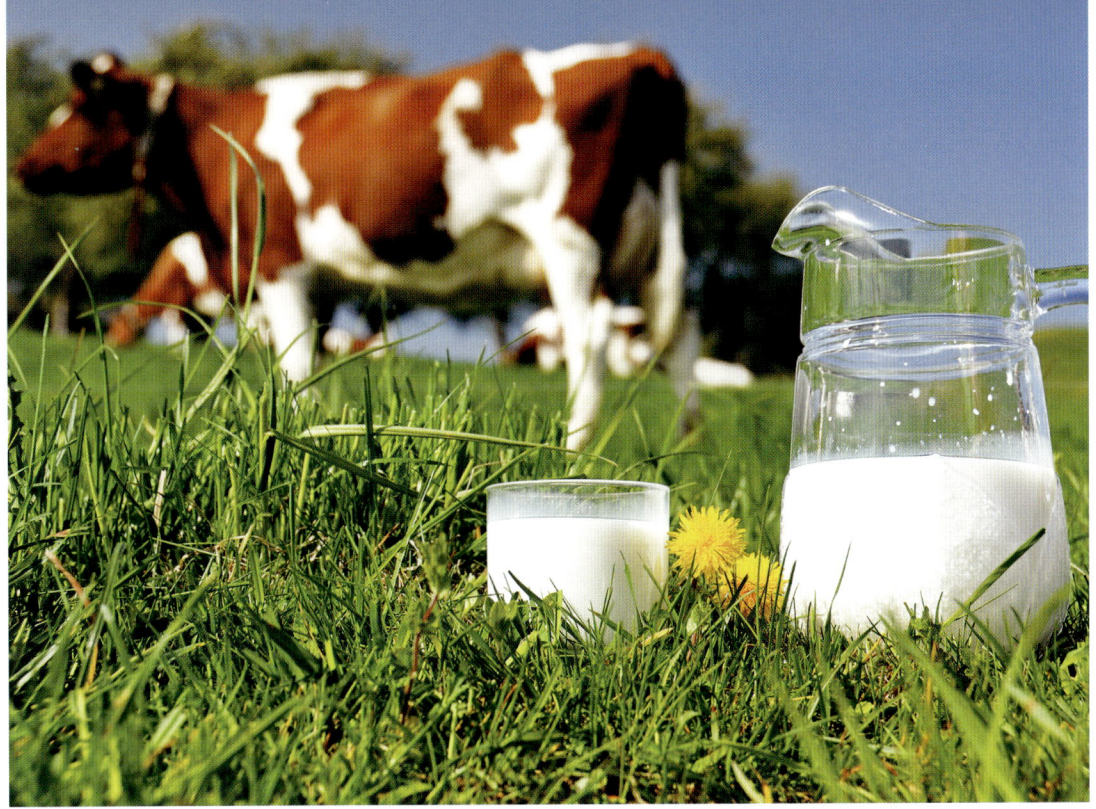

Kühe liefern uns ein wertvolles Lebensmittel, das bestens für eine gesunde Ernährung geeignet ist.

tigste Quelle für bioaktive Peptide. Das sind Bruchstücke von Eiweißen, die erst durch ihre Verdauung aktiviert werden und dann ihre positiven Wirkungen entfalten. Alpha-Laktalbumin, Beta-Laktalbumin, Laktoferrin und Immunglobuline sind einige bekannte Vertreter unter ihnen. Sie sorgen nicht nur dafür, dass Mineralstoffe wie Kalzium aus der Milch besser aufgenommen werden. Sie wirken darüber hinaus blutdrucksenkend, immunstärkend, entzündungshemmend und schmerzlindernd. In neueren Studien konnte sogar ein antioxidativer – also ein zellschützender – Effekt der Kaseine nachgewiesen werden.

Milchfett – rundum gelungen

100 Milliliter vollfette Milch liefern 3,5 Gramm leicht verdauliches Fett, das mit seinen über 400 verschiedenen Fett-

säuren so vielseitig ist wie kein anderes Fett. Darunter sind auch alle für den Körper lebensnotwendigen Fettsäuren enthalten, die der Mensch selbst nicht herstellen kann und deshalb essen muss. Somit ist Milchfett maßgeschneidert für menschliche Bedürfnisse. Mengenmäßig dominieren die langkettigen gesättigten Fettsäuren, denen fälschlicherweise Herz-Kreislauf-schädigende Wirkungen nachgesagt werden (mehr dazu auf Seite 44 und 153 ff.).

Aber auch Fettsäuren, wie sie im gesunden Olivenöl stecken, finden sich ebenso reichlich in der Milch. Daneben enthält der weiße Trunk auch kurz- und mittelkettige Fettsäuren, die besondere Eigenschaften besitzen. Die kurze Buttersäure ist, wie das Wort schon vermuten lässt, für den typischen Buttergeschmack ver-

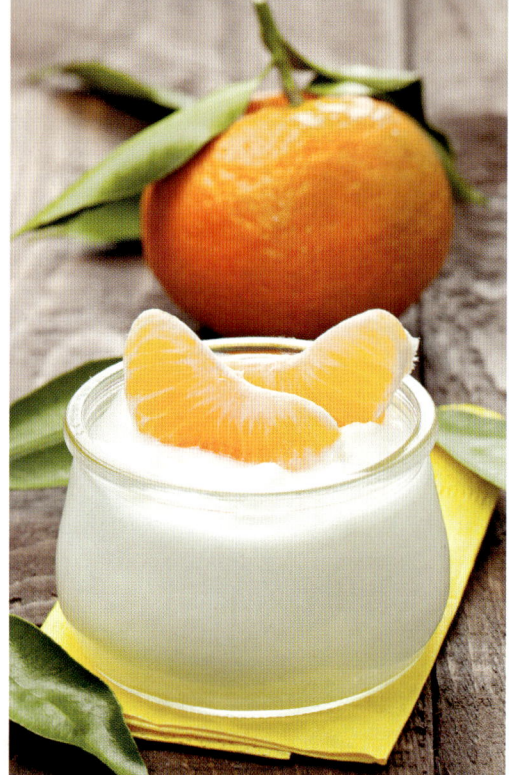

Milchprodukte wie Joghurt schmecken nicht nur lecker, sie enthalten dazu viele wertvolle Nähr- und Vitalstoffe.

antwortlich. Ihr werden krebshemmende Eigenschaften zugesprochen. Die Mittelkettigen unter ihnen versorgen Darm und Leberzellen mit Energie und scheinen sogar einen figurfreundlichen Effekt zu besitzen. Hervorzuheben ist auch die konjugierte Linolsäure, unter Fitnessfanatikern auch als CLA (Conjugated Linoleic Acid) bekannt. Neben ihrem figurfreundlichen Potenzial werden ihr noch weitere zahlreiche positive Gesundheitseffekte zugeschrieben.

Milchzucker – prima Nährboden für gute Milchsäurebakterien
Joghurt, Kefir oder Buttermilch sind lecker und aus unserer Ernährung gar nicht mehr wegzudenken. Damit solche Sauermilchprodukte hergestellt werden können, braucht es zum einen Milchsäurebakterien, zum anderen das richtige Futter für diese Organismen – und das ist der Milchzucker, auch Laktose genannt. Bei der Verwertung des Milchzuckers durch die Bakterien entsteht Milchsäure, die wiederum eine positive Wirkung auf die Darmgesundheit hat.

Laktose ist aber auch wichtig, damit das Milchkalzium besser aufgenommen wird. In 100 Gramm Milch stecken 4,7 Gramm Milchzucker. Etwa 15 Prozent der Bevölkerung können keinen Milchzucker verwerten, weil ihnen das entsprechende Verdauungsenzym fehlt. Die meisten Betroffenen müssen jedoch nicht komplett auf Milch verzichten. Häufig werden spezielle Käsesorten oder Sauermilchprodukte wie Joghurt ganz gut vertragen, vor allem wenn ihr

Verzehr im Rahmen einer Mahlzeit erfolgt. Zudem führt jeder größere Supermarkt laktosefreie Produkte.

Vitamine und Mineralstoffe – sie runden die Nährstoffbombe Milch ab
Milch verfügt über eine ordentliche Portion an B-Vitaminen, Vitamin A und D sowie Kalzium, Magnesium, Zink, Phosphor und Kalium. Besonders dem Kalzium kommt eine größere Bedeutung zu, da Milch die Hauptquelle für dieses Mineral ist. Bereits zwei Gläser Milch decken 50 Prozent des Tagesbedarfs. Das ist mit keinem anderen Lebensmittel zu schaffen. Milchkalzium hat viele wichtige Aufgaben und Funktionen und spielt in der Milchdiät eine zentrale Rolle bei der Regulation des Körpergewichts.

Gekonnt abnehmen!
Lernen, worauf es ankommt!

Bevor wir uns dem Konzept der Milchdiät widmen, ist es wichtig, einen Blick auf unseren Stoffwechsel zu werfen, um die Prozesse, die zum Gewichtsverlust führen, besser zu verstehen. In diesem Kapitel lernen Sie, unter welchen Voraussetzungen Ihr Körper überhaupt erst in die Lage versetzt wird, gespeichertes Fett freizugeben. Dieses Wissen wird Ihnen das Verständnis über die Wirkung der Milchdiät eröffnen sowie die anschließende Umsetzung erleichtern.

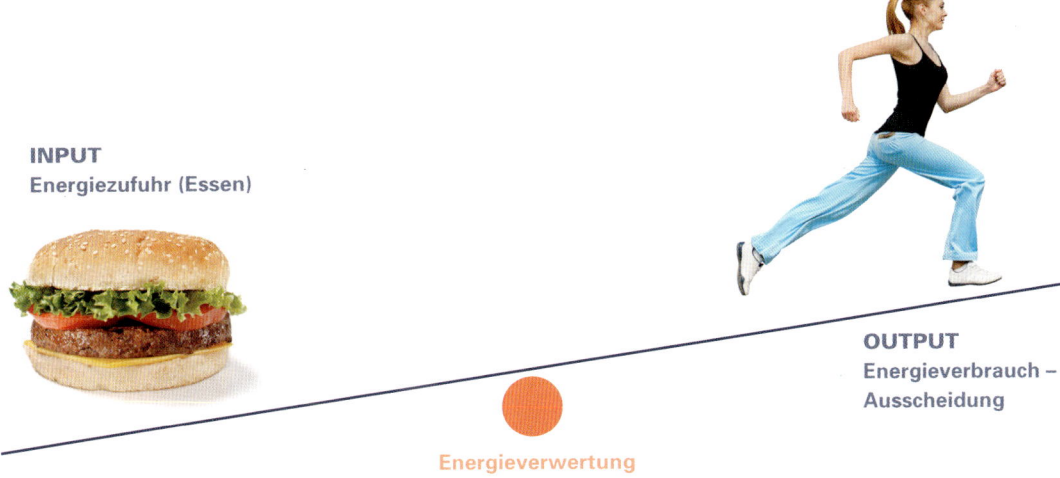

INPUT
Energiezufuhr (Essen)

OUTPUT
Energieverbrauch –
Ausscheidung

Energieverwertung

Die Energiebilanz ist entscheidend beim Abnehmen!

Das Prinzip ist eigentlich ganz einfach: Schaffen Sie es am Ende des Tages, unter dem Strich ein Energiedefizit zu erreichen, werden Sie abnehmen. Doch was können Sie tun, um sich ein dickes Minus auf Ihrem Energiekonto zu erarbeiten? Ähnlich wie bei einer Waage stehen Ihnen hier zwei Schalen zur Verfügung, mit denen Sie Ihre Energiebilanz austarieren können.

INPUT – Energiezufuhr: Reduzieren Sie Ihre Kalorienaufnahme

Die Energiezufuhr ist gewissermaßen das Geld, das Sie in Form von Kalorien auf Ihr Konto einzahlen. Je mehr Kalorien Sie in Form von Essbarem einzahlen, desto größer die Gefahr, sich ein dickes Plus auf dem Energiekonto anzuessen. Leider beschert dieses nicht, wie das Haben auf dem Bankkonto, Freude, sondern vielmehr Frust, da sich überschüssige Kalorien auf den Hüften breitmachen.

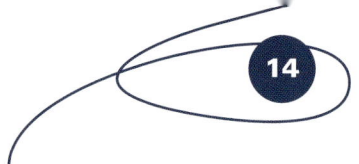

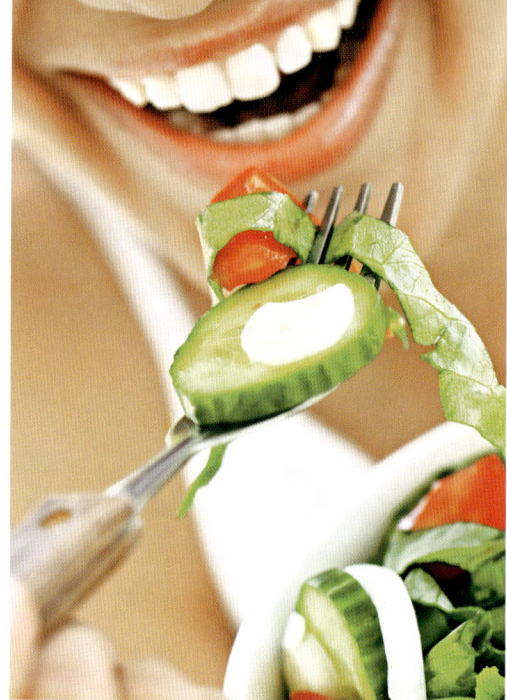

Wasserreiche Gemüsesorten, wie Gurken und Tomaten, halten lange satt und haben eine geringe Kaloriendichte.

Aber was genau verführt zum Mehr- oder Wenigeressen?

1. Wasserreiche Mahlzeiten senken die Energiezufuhr

Trockenes Brot, krümelige Kekse, bröckliger Kuchen oder knackiges Müsli – diese Lebensmittel haben eines gemeinsam – sie enthalten wenig Wasser und deshalb sehr viele Kalorien auf kleinster Menge. Je wasserärmer Sie Ihre Mahlzeit zusammenstellen, desto größer die Gefahr, den Magen mit reichlich Kalorien zu füllen.

Umgekehrt können Sie Ihren Magen auch mit wasserreichen Lebensmitteln wie Gemüse, Salat oder Obst füllen. Diese bestehen nämlich zu fast 90 Prozent aus kalorienfreiem Wasser, was einem Kalorienüberschuss und damit der positiven Energiebilanz entgegenwirkt.

2. Wer lange satt ist, isst weniger und spart Kalorien!

Wie viele Kalorien Sie am Ende des Tages verputzt haben, hängt auch maßgeblich vom Sättigungseffekt Ihrer Mahlzeit ab. Ein voller Magen heißt nicht zwangsläufig, dass Sie auch schön lange satt bleiben werden. Essen Sie z. B. Lebensmittel, die schnell wieder hungrig machen, werden Sie sehr wahrscheinlich mehr Kalorien zu sich nehmen und Ihre Energiebilanz in die unerwünschte Richtung steuern.

Schaffen Sie es, sich intelligent zu sättigen, sprich lang anhaltend, werden Sie automatisch Kalorien einsparen. Kohlenhydrate aus Kartoffeln, Nudeln, Reis oder Süßigkeiten halten nicht lange vor.

Dagegen halten Ballaststoffe aus Gemüse, Obst und Pilzen sowie Eiweiß aus Fleisch, Milch bzw. Milchprodukten, Fisch und Eiern lange satt.

3. Langsamesser verschlingen weniger Kalorien!

Gehören Sie zu den Schnellessern, die kaum zu Ende gekaut haben und schon den nächsten Bissen in den Mund stecken? Dann sind Sie einer größeren Gefahr ausgesetzt, zu viel zu verschlingen, als Langsamesser. Vor allem dann, wenn es sich um Lebensmittel handelt, die nicht einmal intensiv gekaut werden müssen.

Japanische Forscher haben herausgefunden, dass Personen, die schlingen, im Durchschnitt ein höheres Gewicht haben als jene, die sich beim Essen Zeit lassen. Hastiges Essen führt zu einem langsameren Anstieg appetithemmender Hormone. Wer also bei einer Mahlzeit auf Schneckentempo herunterfährt, hat ganz gute Chancen, sein Energiekonto nicht mit weiteren Kalorien zu belasten.

4. Stress erhöht den Appetit

Ein stressiger Tag bei der Arbeit oder Ärger mit dem Partner und dazu noch eine schlaflose Nacht: Als Entschädigung für diesen Stress soll der Griff in den Kühlschrank oder in die Schokobox dienen. Tatsächlich erzeugt der Körper unter Stress einen gesteigerten Appetit auf Süßes und Kalorienreiches, mit der Folge, dass Sie mehr essen. Deshalb ist Stressabbau ein wichtiger Faktor für alle Abnehmwilligen.

OUTPUT-A – Energieverbrauch: Schalten Sie Ihren Stoffwechselmotor an

Bewegung, bestimmte Lebensmittelinhaltsstoffe, Körperzusammensetzung, Alter, Geschlecht, Medikamente, Gene und andere Faktoren bestimmen Ihren Energieverbrauch. Während Sie das Älterwerden, die Gene und das Geschlecht als gegeben hinnehmen müssen, haben Sie großen Einfluss bei allen anderen Faktoren.

1. Bewegung zwingt den Körper Energie zu verbrauchen

Körperliche Aktivität wirkt gleich zweifach positiv auf die Figur: Zum einen können Sie Ihren Energieverbrauch direkt erhöhen, indem Sie Ihre Laufschuhe an-

ziehen und gleich losrennen. Zum anderen bewirkt Sport, speziell Krafttraining, einen Muskelaufbau, der Sie in die Lage versetzt, mehr Kalorien zu verbrennen, selbst im Schlaf. Muskeln sind demnach Verbrennungsöfen. Bauen Sie diese auf, steigt Ihr Grundumsatz. Fazit: Durch regelmäßige Bewegung zwingen Sie Ihren Körper, Energie zu verbrauchen, und schaffen so eine gute Voraussetzung für das gewünschte Minus auf dem Energiekonto.

2. Stress senkt den Energieverbrauch

Stress wirkt sich nicht nur auf die Energiezufuhr durch Anregung des Appetits aus. Er baut zusätzlich über das ausgeschüttete Stresshormon Cortisol Muskeln ab. Weniger Muskelmasse verbrennt folglich weniger Energie. Kein Wunder, dass es viele Menschen gibt, die unter Stress zunehmen. Stressabbau und Entspannung wirken dem entgegen.

3. Durch bestimmte Lebensmittel den Stoffwechsel anschubsen!

Manche Lebensmittel enthalten Stoffe, die den Stoffwechsel anheizen. Gewürze wie Capsaicin aus der Chilischote, Polyphenole aus dem Tee, Koffein aus dem Kaffee, Eiweiße aus Milch, Fleisch, Fisch und Eiern – sie haben alle eines gemeinsam: Sie sind in der Lage, energieverbrauchende Prozesse in Gang zu setzen und dabei Wärme zu bilden. Wer also scharf würzt, regelmäßig grünen Tee trinkt und reichlich Eiweiß isst, kann seinen Stoffwechselmotor noch zusätzlich anschubsen.

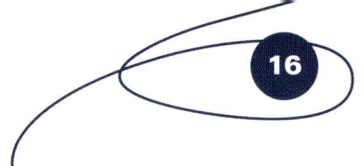
OUTPUT-B – Energie-ausscheidung: Leck im Tank

Hatten Sie auch schon einmal diese in Regenbogenfarben schimmernde Pfütze unter Ihrem Auto? Ein Leck im Tank! Ärgerlich, wenn das Benzin unverbraucht einfach ausläuft. Ähnlicher Energieverlust kann auch beim Menschen stattfinden. Dieser ist aber dann erfreulicher. Wussten Sie, dass eine Teilenergie aus Nüssen einfach unverdaut wieder ausgeschieden wird oder dass Kalzium aus der Milch in der Lage ist, Fett zu binden, um dieses geradewegs wieder über den Stuhl zu entsorgen? Auf diese Weise steht ein Teil der aufgenommenen Energie dem Körper nicht mehr zur Verfügung und kann auch keinen „gewichtigen" Schaden anrichten.

Die Black Box zwischen IN- und OUTPUT: Futterverwertung

Was passiert eigentlich zwischen In- und Output, also zwischen Energiezufuhr und -verbrauch? Welche Prozesse finden hier statt und wie beeinflussen sie die Energiebilanz?

Wer schlechter verwertet, ist schlanker dran

Gehören Sie zu den Menschen, die vom bloßen Anblick eines Stück Kuchens schon zunehmen, oder können Sie essen, was Sie wollen und sind dabei auch noch rank und schlank? Im letzteren Fall gehören Sie zu den glücklichen schlechten Futterverwertern, die ganz verschwenderisch mit der aufgenommenen Energie umgehen. Ihr Stoffwechsel arbeitet weniger sparsam – vergleichbar mit einem

Auto, das unökonomisch fährt. Gute Futterverwerter haben dagegen einen sparsamen Motor. Sie verbrennen weniger, dafür deponieren sie besser. Zu Urzeiten war diese Strategie durchaus sinnvoll, weil sie bei vorhandener Nahrungsknappheit dem Überleben diente. Heute ist Nahrung immer und überall verfügbar und so richtet sich die Fähigkeit der effizienten Energiespeicherung gegen einen selbst.

Viele Kohlenhydrate bewirken einen Systemfehler

Essen dicke Menschen tatsächlich mehr? Sicherlich gibt es Menschen, die dick werden, weil sie zu viel futtern. Aber es gibt auch solche, die weniger als Schlanke essen und trotzdem dicker sind. Was läuft bei ihnen schief? Gewiss verbrennen schlanke Vielesser besser und vielleicht treiben sie mehr Sport. Es gibt aber einen weiteren Erklärungsansatz, nämlich die Stoffwechselreaktion auf das Gegessene. Zurück zum Autobeispiel: Wenn Sie einen Diesel kaufen, wissen Sie, dass Sie ihn nicht mit Benzin betanken dürfen, da der Motor andernfalls kaputtgeht. Füttern Sie Ihren Körper mit einer Kost, an die er nicht angepasst ist, können genauso Probleme entstehen. Eine fettarme, kohlenhydratbetonte Ernährung wird seit Jahrzehnten als das „gesündeste" Futter für den menschlichen „Motor" angepriesen. Fraglich ist, ob uns der Verzehr von wenig Fett und vielen Kohlenhydraten, bei gleichzeitigem Bewegungsmangel, überhaupt etwas nützt. Immer mehr Studienergebnisse zeigen, dass eine fettarme Ernährung, die dafür viel Brot, Kartoffeln und Nudeln erlaubt, zu einer verminderten Aktivität fettabbauender Enzyme, zu hohen Konzentrationen

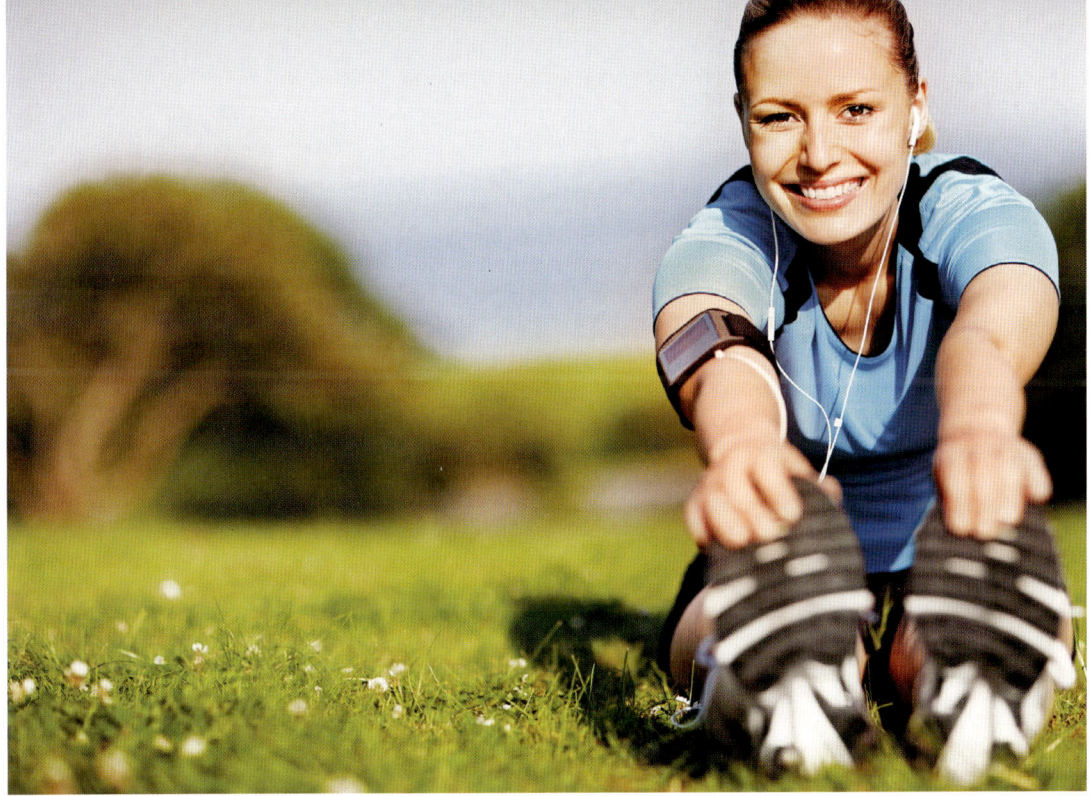

Verbrauchen Sie Kalorien durch Bewegung – am besten an der frischen Luft!

des Masthormons Insulin im Blut sowie zu einer Senkung energieverbrauchender Prozesse führt. Überschüssige Kohlenhydrate, die der Körper nicht verbrennen kann, wandern ins Fettgewebe und werden mithilfe des Masthormons Insulin als Fett gespeichert. Die Fettzellen werden zunehmend egoistisch. Sie deponieren nicht nur effektiver, sondern werden mit ihren Vorräten auch immer geiziger, das heißt, Gespeichertes geben sie nicht ohne Weiteres wieder her. Das führt nach Ansicht des amerikanischen Wissenschaftsjournalisten Gary Taubes dazu, dass dem Körper eine wichtige Energiequelle unzugänglich und damit entzogen wird. Der Körper versucht jetzt den angeblichen „Energiemangel" durch Mehressen auszugleichen. Zusätzlich bewirkt eine kohlenhydratreiche, eiweißarme Ernäh-

rung, dass die körpereigene, stark energieverbrauchende Zuckerbildung aus Eiweißen lahmgelegt wird.

Fazit:
Wer „gekonnt" abnehmen möchte, sollte seine Energiezufuhr senken, ohne dabei zu hungern, seinen Energieverbrauch durch Bewegung und seine Energieausscheidung durch Kalzium erhöhen sowie Stress abbauen.

Damit der Körper die Fettreserven freigibt, sollten Kohlenhydrate reduziert werden, gleichzeitig werden energieverbrauchende Prozesse durch einen Mehrverzehr von Eiweiß aktiviert. Die Milchdiät, welche auch Sport und Entspannung einbindet, schafft somit beste Voraussetzungen, um Ihr Energiekonto ins Minus zu befördern.

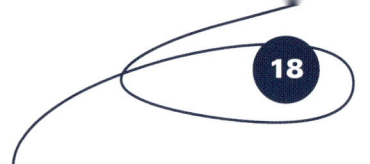

Milch macht schlank – das sagt die Wissenschaft

Den positiven Effekt der Milch auf das Körpergewicht haben Forscher durch Zufall entdeckt, als sie vor 20 Jahren in einer Studie die Wirkung von Milchkalzium auf den Blutdruck untersuchten. Erst seit dem letzten Jahrzehnt rückt die Milch, speziell das Milchkalzium, als potenzieller Abnehmfaktor immer mehr in das Interesse der Forschung.

Zahlreiche große Bevölkerungsstudien kommen dabei fast übereinstimmend zu dem Ergebnis, dass Milch und Milchprodukte einerseits helfen, nicht dick zu werden, und andererseits übergewichtigen Menschen das Abnehmen erleichtern. Diese Beobachtung wurde gestützt durch vorherige Experimente an Mäusen und menschlichen Fettzellen. Um der Hypothese „Milch macht schlank" eine wissenschaftliche Grundlage zu geben, haben Ernährungswissenschaftler vom Institut für Ernährung an der Universität Tennessee unter Führung von Prof. Michael Zemel diverse klinische Versuche an übergewichtigen Menschen durchgeführt:

Fazit aus den Beobachtungsstudien:
1. **Wer mehr Milch trinkt, wird nicht so schnell dick.**
2. **Wer bereits dick ist, hat mit der Extraportion Milch bessere Chancen abzunehmen.**

Das Milchdiät-Experiment

In einem Experiment untersuchte Prof. Zemel den Abnehmeffekt von drei verschiedenen Diäten an 32 übergewichti-

gen Personen. Alle Diäten lieferten gleich viele Kalorien und unterschieden sich nur in puncto Kalziummenge und -quelle:

Zusammensetzung der Diäten in den einzelnen Gruppen:
1. Kontrollgruppe: Standardkost plus Placebo (Kapsel ohne Wirkstoff). Kalziumgehalt = 500 mg /Tag
2. Kalzium-Supplement-Gruppe: Standardkost plus eine Kalzium-Kapsel. Kalziumgehalt = 1.200 bis 1.300 mg /Tag
3. Milchdiät-Gruppe: Standardkost inklusive drei Portionen Milch und Milchprodukte plus Placebo-Kapsel. Kalziumgehalt = 1.200 bis 1.300 mg /Tag

Ergebnis:
Nach 24 Wochen verloren die Kontrollgruppe 6,6 Kilogramm, die Kalzium-Supplement-Gruppe 8,6 Kilogramm und die Milchdiätgruppe 11,1 Kilogramm Gewicht. Damit hatte die Milchgruppe eindeutig die Nase vorn, denn bei vergleichbarer Kalorienzufuhr haben sie 70 Prozent mehr Gewicht verloren als ihre kalziumarm ernährten Mitstreiter aus der Kontrollgruppe. Es wird noch spannender: Ein Blick auf den Körperfettanteil verrät, dass das

Milchkalzium tatsächlich einen Fatburner-Effekt besitzt: Die Milchgruppe hatte im Vergleich fast 50 Prozent mehr Fett verschmolzen als die Kontroll- und 28 Prozent mehr Fett als die Kalzium-Supplement-Gruppe. Aber das ist noch nicht alles. Auffallend war, dass die Milchgruppe ihr Fett zu 66 Prozent aus dem Bauchbereich verheizt hat und somit die Taille um rund neun Zentimeter geschrumpft ist. Bei der Kalzium-Supplement-Gruppe waren es noch gute sieben Zentimeter, bei der Kontrollgruppe nur vier Zentimeter.

Das Joghurt-Diät-Experiment

Statt Milch brachte Prof. Zemel jetzt Joghurt zum Einsatz. Zwölf Wochen lang mussten 34 übergewichtige Probanden eine von beiden Diäten durchführen:
1. Kontrollgruppe: kalziumarme Standard-Diät. Als Placebo bekamen sie dreimal täglich ein kalziumfreies, kalorienarmes Dessert. Die Kalziumzufuhr wurde im Bereich von maximal 500 Milligramm pro Tag gehalten.
2. Joghurtgruppe: kalziumhaltige Standarddiät plus dreimal täglich einen Becher magerer Joghurt. Die Kalziumzufuhr lag bei 1.100 Milligramm.
Auch diese beiden Diäten waren energiereduziert und lieferten gleich viele Kalorien.

Ergebnis:
Wie im Milchdiät-Experiment nahm auch die Joghurt-Gruppe mit 6,6 Kilogramm im Vergleich zur Kontrollgruppe mit 4,9 Kilogramm besser ab. Zudem bauten die Joghurtesser gegenüber der Vergleichsgruppe 61 Prozent mehr Körperfett, speziell am Bauch, ab. Diese Studie brachte noch einen weiteren interessanten Effekt

ans Tageslicht: Die Joghurtesser verloren deutlich weniger Muskelmasse als ihre kalziumarmen Leidensgenossen. Mit anderen Worten: Sie konnten ihre energieverbrennenden Muskeln, die bis zu 15-mal mehr Kalorien als Fettmasse verheizen, besser schützen.

Weitere Studien dieser Art liefern ähnliche Resultate. Beispielsweise spielte die Milchdiät, im Vergleich zur kalziumarmen Testernährung, in einem Experiment an übergewichtigen afroamerikanischen Frauen einen zweifach höheren Gewichtsverlust ein. Ein Forscherteam aus dem Iran hat kürzlich die Ergebnisse seiner Untersuchung an 100 übergewichtigen Frauen veröffentlicht. Im achtwöchigen Experiment ging es darum, drei verschiedene Diäten, die als Kalziumquelle entweder Kuhmilch, Sojamilch oder ein Kalzium-Supplement enthielten, gegen eine kalziumarme Diät zu vergleichen. Alle Diäten waren kalorienreduziert und vergleichbar im Energiegehalt. Übereinstimmend mit den anderen Studien schnitt auch in diesem Versuch die Kuhmilchdiät hinsichtlich des Verlustes an Körpergewicht, Fettmasse und Bauchumfang deutlich besser ab. Alles in allem zeigen diese klinischen Studien, welches Potenzial die Milchdiät besitzt, wenn man den Pfunden den Kampf ansagen will.

Milchdiät hat in klinischen Experimenten die Nase vorn. Bei moderater Kalorienreduktion bewirkt die Milchdiät im Vergleich zur kalziumarmen Diät:
• **bessere Gewichtsabnahme**
• **höheren Verlust an Körperfett**
• **Erhalt oder Aufbau von Muskelmasse**
• **deutlicheren Verlust von Bauchfett**

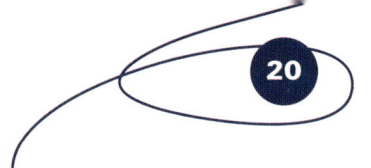
Kalziummangel – Ursache für Übergewicht?

Eine geringe Kalziumzufuhr über die Nahrung wird von Wissenschaftlern als potenzieller Risikofaktor für die Entstehung von Übergewicht gesehen. Deswegen ist das Ziel dieser Diät, dem Körper die benötigte Menge Kalzium über Milch und Milchprodukte zu spenden, um den Bedarf zu decken – das entspricht einer Menge von drei bis vier Portionen Milchprodukten pro Tag.

Kalziummangel ist mitverantwortlich für die Entstehung von Übergewicht. Milchdiät schafft Abhilfe.

Wir sind in Deutschland unterversorgt

Die empfohlene Menge von 1.000 Milligramm Kalzium, die in zwei Gläsern Milch, einem Joghurt und zwei Scheiben Käse stecken, erreichen hierzulande wohl die wenigsten. Unter Stress, im Alter, bei Krankheit, beim Abnehmen oder beim Sport ist der Bedarf sogar noch höher. Um einen positiven Effekt auf die hartnäckigen Pfunde zu erzielen, sollten 1.000 bis 1.300 Milligramm Kalzium über Milch und Milchprodukte zugeführt werden. Im Durchschnitt bringen wir es in Deutschland gerade mal auf etwas über 600 Milligramm Kalzium pro Tag. Zum Schlankwerden und -bleiben fehlen also noch 400 bis 700 Milligramm. Und diese Menge steckt in 300 bis 600 Milliliter Milch.

Mit der Milchdiät geben Sie Ihrem Körper die Menge an Kalzium, die er für eine optimale Versorgung benötigt – so erreichen Sie einen positiven Effekt auf Ihre Figur.

Andere Lebensmittel wie Kohlgemüse, Nüsse oder Mineralwasser liefern zwar auch Kalzium, allerdings ist der Fatburner-Effekt von solchen Lebensmitteln nicht so hoch wie der von Milch. Das liegt daran, dass noch andere bioaktive Stoffe in der Milch stecken, die den Effekt des Kalziums verstärken oder aber auch unabhängig davon ihren Beitrag als Kilokiller leisten.

Der Kalzium-Fatburner-Effekt aus anderen Lebensmitteln ist nicht so groß wie der aus der Milch.

Die Fatburner-Effekte der Milch

Der Haupt-Schlankeffekt der Milch wird dem Kalzium zugesprochen. Wissenschaftler vermuten, dass 50 Prozent der „Anti-Fett"-Wirkung auf sein Konto gehen. 50 Prozent bleiben anderen Inhaltsstoffen und deren Wirkmechanismen überlassen. Der eigentliche Abnehmerfolg entsteht jedoch aus der Summe der einzelnen Milch-Effekte.

Milch-Effekt 1: Kalzium hemmt die Fettbildung in den Fettzellen. Wissenschaftler haben herausgefunden, dass ausgerechnet viel Kalzium über die Nahrung die Kalziumkonzentration in der Fettzelle senkt – vermutlich über die Hemmung von kalziumregulierenden Hormonen (Calcitriol und Parathormon). Dieser Konzentrationsabfall wird als Signal an fettaufbauende Enzyme weitergeleitet, die daraufhin ihre Arbeit einstellen. Folglich wird kein weiteres Fett mehr gebildet und gespeichert. Dagegen kommt es zu einer Stimulierung des Fettabbaus. In Zahlen ausgedrückt bedeutet eine Kalziumsenkung in der Fettzelle, durch gesteigerte Kalziumzufuhr über die Nahrung, eine um 50 bis 70 Prozent verminderte Fettbildung und einen Anstieg des Fettabbaus um das Drei- bis Fünffache. Größer ist der Effekt, wenn das Kalzium aus der Milch statt aus Kapseln stammt. Im Übrigen: Übergewichtige Menschen neigen zu erhöhten Kalziumkonzentrationen in der Fettzelle. Dies könnte die Entwicklung des Übergewichts mitverantworten. Die Lösung liegt auf der Hand: mehr Milchkalzium!

Milch-Effekt 1: Milchkalzium wirkt direkt in der Fettzelle, indem es dort über hormonelle Wege die Fettneubildung stoppt, die Fettspeicherung hemmt und den Fettabbau fördert.

Milch-Effekt 2: Kalzium fördert die Fettausscheidung.

Fett in vollen Zügen genießen und im nächsten Moment unverdaut wieder ausscheiden – das ist das Abnehmcredo von vielen Schlankheitsmitteln. Solche Produkte gibt es für viel Geld und mit zahlreichen Nebenwirkungen schon seit den 90er-Jahren in der Apotheke zu kaufen.

Aber auch in unseren Lebensmitteln stecken Stoffe, die in der Lage sind, Fett zu binden und als unverdaute Energie über den Stuhl direkt wieder loszuwerden.

Diskutiert werden bestimmte Inhaltsstoffe aus dem grünen Tee, aber auch Milchkalzium ist wieder mit von der Partie. Während die Datenlage für den Tee ziemlich mau ist, existieren für das Kalzium eindeutige Beweise. In diversen Studien an Menschen konnte gezeigt werden, dass eine tägliche Kalziumzufuhr über Milch und Milchprodukte von etwa 1.200 Milligramm (= zwei Gläser Milch und zwei Joghurts) ungefähr 5,2 Gramm Nahrungsfett – das ist ein Teelöffel Öl – im Darm bindet und beim nächsten größeren Toilettengang wieder ausscheidet. Die Fettenergie von fast 50 Kilokalorien wird dem Körper so entzogen und kann folglich nicht auf den Hüften landen. Hochgerechnet käme es nur über einen Mehrverzehr von Milchprodukten zu einem Gewichtsverlust von zweieinhalb Kilogramm pro Jahr.

Milch-Effekt 2: Drei bis vier Portionen Milch und Milchprodukte (z. B. Joghurt, Milch, Quark) binden etwa einen Teelöffel Fett im Darm (= 50 Kilokalorien), welches über den Stuhl wieder ausgeschieden wird. Dem Körper geht somit die Energie verloren. Unter dem Strich macht das einen Gewichtsverlust von etwa zweieinhalb Kilogramm pro Jahr.

Milch-Effekt 3: Milchkalzium als Bauch-weg-Waffe

Wer kennt das nicht – eine Diät jagt die nächste, das Gewicht geht rauf und run-

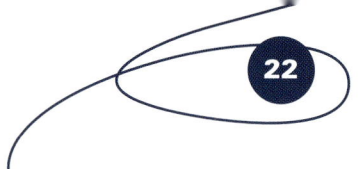

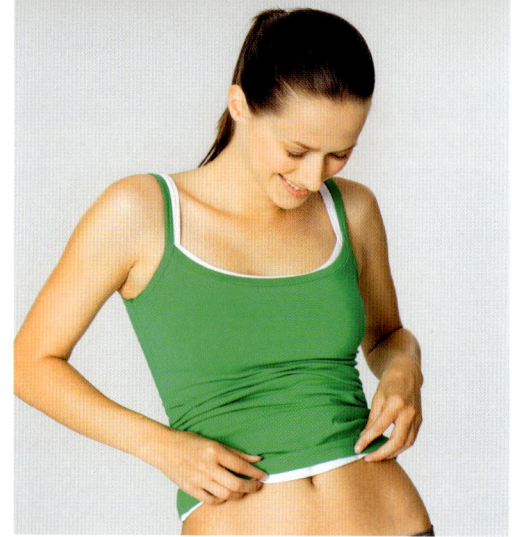

Das Kalzium aus der Milch hilft beim Abbau speziell von Bauchpölsterchen.

ter und am Ende blickt man qualvoll auf die Waage – von Erfolg leider keine Spur! Der Diätfrust kommt auf, die Stresshormone werden aktiviert und am Ende vom Lied sind die Pfunde zurück und breiten sich genau da aus, wo man sie am wenigsten gebrauchen kann – am Bauch. Eine schöne schlanke Taille – ohne sich für diese in ein Korsett zu schnüren oder ständig den Bauch einzuziehen – wer möchte das nicht?

Auch hier kann die Milch Abhilfe schaffen. Aus Studienergebnissen geht klar hervor, dass eine geringe Kalziumzufuhr mit einem dickeren Bauch einhergeht. Eine brandaktuelle klinische Studie lässt hoffen: In diesem Experiment haben Probanden mit der höchsten Kalziumzufuhr aus Milch (täglich drei Gläser à 220 Milliliter) mit über sechs Zentimetern am meisten Bauchumfang in acht Wochen verloren. Auch in anderen Untersuchungen haben Milchtrinker im Vergleich zu Nicht-Milchtrinkern am meisten Bauchspeck verloren. Wer nach dem Abnehmen weiterhin seine tägliche Dosis von etwa drei bis vier Portionen Milch und Milchprodukten genießt, kann die schlanke Taille auch beibehalten. Da Bauchfett sehr stoffwechselaktiv ist und ernährungsmitbedingte Erkrankungen wie Diabetes fördert, ist dieses Ergebnis auch medizinisch relevant.

Kalzium senkt bauchfettbildendes Cortisol! Eine niedrige Kalziumzufuhr kann die Ursache für die Bildung von Bauchfett sein. Wird zu wenig Kalzium über die Nahrung zugeführt, kommt es zur Aktivierung von Calcitriol – einem kalziumregulierenden Hormon –, das einerseits die Fettspeiche-

rung in der Fettzelle fördert und andererseits den Fettabbau hemmt. Gleichzeitig erhöht Calcitriol die Cortisolproduktion in den Bauch-Fettzellen, und zwar um das Drei- bis Sechsfache. Cortisol ist dafür bekannt, die Fettanreicherung im Bauchbereich zu fördern. Eine gute Versorgung mit Milchkalzium sorgt somit dafür, dass die Bildung von Cortisol ausgebremst wird.

Milch-Effekt 3: Milchkalzium baut Bauchfett ab, indem es über hormonelle Wege die Produktion des bauchfettbildenden Cortisols in den Bauchfettzellen hemmt.

Milch-Effekt 4: Milchkalzium steigert die Fettverbrennungsrate.
In der Vergangenheit haben diverse Studien den fettverbrennenden Effekt von Kalzium untersucht. Die meisten von ihnen liefern ein positives Ergebnis. Nach Aussagen der Wissenschaftler gibt es überzeugende Beweise dafür, dass eine ordentliche Portion Kalzium zum Essen die Fettverbrennung direkt nach der Mahlzeit, möglicherweise sogar über den ganzen Tag, ankurbelt. Und wer sich da-

rüber hinaus längerfristig kalziumreich ernährt, kann nachhaltig seine Fähigkeit verbessern, selbst nach einer kalziumarmen Mahlzeit sein Fett effektiver zu verheizen. Außerdem gibt es Hinweise dafür, dass die Verwertung eines kalziumreichen Essens die eigene Körperheizung anschmeißt, so australische Forscher. Dieser Effekt wird auch nahrungsinduzierte Thermogenese (NIT) genannt und bedeutet: Mehrenergieverbrauch nach einer Mahlzeit durch Wärmebildung.

Milch-Effekt 4: Eine ordentliche Portion Kalzium regt die Fettverbrennung und den Energieverbrauch direkt nach dem Essen an.

Milch-Effekt 5: Leucin baut Muskeln auf und beschafft Energie!

Kalzium ist ganz klar der Star in der Milchdiät. Aber es stecken noch andere Stoffe mit großem Fatburner-Potenzial in der Milch. Die essenzielle (=lebensnotwendige) Aminosäure Leucin steht zwar noch im Schatten des Kalziums – aber sie leistet großartige Arbeit im Fett- und Muskelstoffwechsel. Leucin schützt die kalorienverbrennenden Muskeln während einer Diät. Aber nicht nur das – es sorgt auch dafür, dass Muskeln reichlich Futter zum Wachsen bekommen.

Der Muskelaufbau kostet den Körper enorm viel Energie, und diese beschafft Leucin im Fettgewebe. Dort wird auf seine Anfrage die Fettverbrennung stimuliert und Fettsäuren werden als Energiequellen zur Verfügung gestellt. Weiterhin stattet Leucin sowohl die Fett- als auch die Muskelzellen mit mehr Verbrennungsöfen

aus. Damit wächst natürlich die Kapazität von Muskeln und Fettgewebe, Energie zu verheizen. Gleichzeitig wird kein Fett mehr gespeichert. Milch und Milchprodukte sind eine geniale Quelle für Leucin. Eine 75 Kilogramm schwere Person kann ihren Bedarf bereits mit 150 Gramm Magerquark plus 250 Milliliter Milch decken.

Milch-Effekt 5: Leucin aus Milch schützt die Muskeln, unterstützt ihren Aufbau, fördert die Fettverbrennung in Muskeln und Fettgewebe und hemmt die Fettspeicherung.

Milch-Effekt 6: Milch macht satt.

Diäten sind appetitanregend! Wenn Sie schon Diäten gemacht haben, können Sie das sicherlich bestätigen. Für das nagende Gefühl im Bauch und das ständige Verlangen nach allem, was verboten ist, gibt es sogar wissenschaftliche Erklärungen – eine davon ist Kalziummangel! Forscher fassen das Ergebnis ihrer sechsmonatigen Studie wie folgt zusammen: Die Essensmenge sowie die Lust zu essen ist bei abnehmwilligen Probanden, die mehrere kalziumreiche Milchmahlzeiten zu sich nahmen, im Vergleich zu ihren kalziumarm ernährten Mitstreitern deutlich gesunken. Und wie zu erwarten, die Milchdiät-Gruppe hat deutlich besser abgenommen. Auffallend war aber auch, dass die Milchtrinker im Laufe des Experiments mehr Eiweiß gegessen haben.

Eiweiß hat einen zusätzlichen sättigenden Effekt. Besonders Molkenprotein, das zu 20 Prozent in der Milch steckt, gehört zu den besten Sattmachern unter den Eiweißen. Es wird noch interessan-

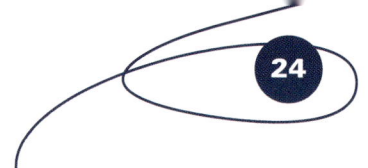

ter: Es ist denkbar, dass Kalziummangel das Verlangen nach Süßem erhöht. Wenn Sie also die Lust auf Schokolade packt, liegt es möglicherweise daran, dass Sie zu wenig Kalzium gegessen haben. Besiegen Sie Ihren Süßhunger in Zukunft einfach mit Joghurt oder einem leckeren Milchshake!

Milch-Effekt 6: Zwei bis drei Portionen Milch oder Milchprodukte pro Tag machen satt, verringern beim Abnehmen das ständige Verlangen zu essen und reduzieren somit die Kalorienaufnahme. So werden Sie Ihre Kilos los, ohne zu hungern!

Milch-Effekt 7: Milch hat eine niedrige Energiedichte.
So gut ihr Image in Sachen Gesundheit auch sein mag, wenn es um die ungeliebten Rundungen an Bauch und Hüften geht, wird die Milch mit Skepsis betrachtet. Möglicherweise wird der Begriff „vollfett" direkt mit korpulenten Formen in Verbindung gebracht. Dann lieber „fettarm" oder „entrahmt" genießen, das klingt irgendwie schlanker.

Aber die Panik ist unbegründet. Vollfette Milch liefert mit 64 Kilokalorien pro 100 Gramm gerade mal 15 Kilokalorien mehr als der fettarme Trunk. Die geringe Energiedichte verdankt sie dem hohen Wassergehalt von 88 Prozent. Die „scheinbar" gesunden Säfte und Fruchtsmoothies liegen nur geringfügig unter dem Energiegehalt der Vollmilch. Sie haben aber den entscheidenden Nachteil, dass sie mehr Zucker liefern, kaum sättigen und die Fettverbrennung drosseln.

Milch-Effekt 7: Milch, selbst die fettreiche, liefert auf 100 Milliliter gerade mal 64 Kilokalorien und gehört so, dank ihres hohen Wassergehaltes, zu den energiearmen Lebensmitteln.

Milch-Effekt 8: ACE-Hemmer – vom Blutdrucksenker zum Schlankmacher!
Steigt der Druck in den Gefäßen, kommen ACE-Hemmer zum Einsatz. Eigentlich bekannt als Blutdrucksenker, sollen sie jetzt auch positiv auf Fett- und Muskelzellen wirken. Einerseits scheinen sie das Wachstum von Fettzellen zu verlangsamen, andererseits verhindern sie das Verfetten der Muskeln. Die Forschung steckt zwar noch in den Kinderschuhen, erste Ergebnisse machen jedoch Hoffnung, dass ACE-Hemmer, die reichlich in Milch, vor allem in der Molke stecken, gute Chancen haben, auf der Ranking-Liste der Milchdiät-Fatburner aufzusteigen.

Milch-Effekt 8: Blutdrucksenkende Peptide in der Milch, die sogenannten ACE-Hemmer, verlangsamen das Wachstum von Fettzellen und wirken muskelentfettend.

Konjugierte Linolsäure mit Fatburner-Effekt?

Vielleicht haben Sie im Fitnessstudio Präparate mit der Aufschrift „CLA-Burner" oder „CLA-Body-Attack" wahrgenommen. CLA (= Conjugated Linoleic Acid = konjugierte Linolsäure) ist eine Fettsäure, die im Pansen des Wiederkäuers gebildet wird und folglich auch in Fleisch- und Milchprodukten wiederzufinden ist. Sie ist schon jahrelang im Fokus der Forschung. Vor allem für die Diätindustrie ist CLA von

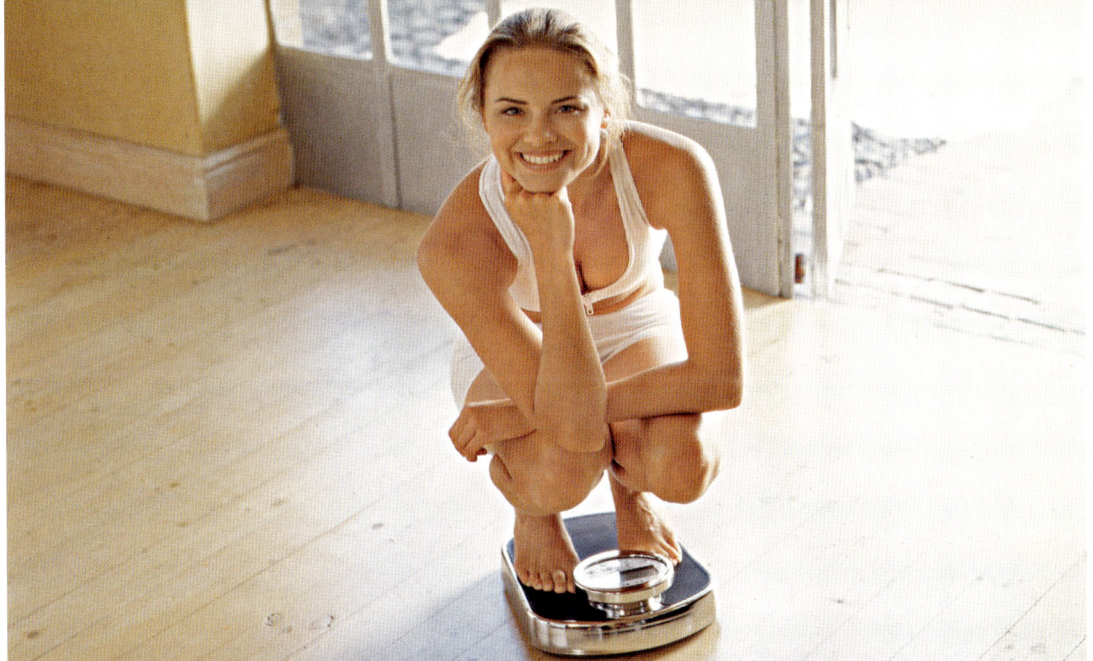

Leichter werden mit Milch und Milchprodukten macht Spaß und ist gesund.

großem Interesse, da ihr fettverbrennende und muskelaufbauende Effekte zugesprochen werden. In einigen Studien mit CLA-angereicherter Milch konnte dieser Effekt am Tiermodell und am Menschen gezeigt werden, in anderen wiederum nicht. Unterm Strich kommen Wissenschaftler zu dem Ergebnis, dass 3,2 Gramm CLA als Ergänzung zu einem Verlust an Fettmasse von 0,09 Kilogramm pro Woche führen. Das sind auf das Jahr hochgerechnet 4,7 Kilogramm weniger Fett auf den Hüften. Allerdings haben die Studien aufgrund ihres Designs und der geringen Probandenzahl eine schwache Aussagekraft.

Da Milch eine der Hauptbezugsquellen für CLA ist, wird oft voreilig der Bogen zwischen Milchkonsum und Fettabbau über CLA gespannt. Experimente unter Verwendung einer verzehrsüblichen Portion Milch mit einem natürlichen CLA-Gehalt konnten diese Anti-Fett-Wirkung bisher nicht bestätigen. Da eine Wirkung erst ab einem Konsum ab 3 Gramm CLA

pro Tag zu erwarten ist, müssten Sie täglich über drei Liter Milch trinken, um diese Dosis zu erreichen. Das wäre dann doch zu viel des Guten.

CLA, ein Fatburner?
CLA = konjugierte Linolsäure zeigte sich in einigen Studien ab einer Menge von 3,2 Gramm pro Tag als fettab- und muskelaufbauend. Allerdings ist dieser Effekt bisher nur mit Kapseln erreicht worden. Die Konzentration in einer verzehrsüblichen Milchmenge reicht für den Fatburner-Effekt nicht aus.

Kalziumkapseln genauso gut wie Milch? Leider nein! Kalzium aus Kapseln hat zwar durchaus auch Fatburner-Potenzial. Dieses ist aber deutlich geringer als bei einer Zufuhr über Milch. Das liegt ganz einfach daran, dass Milch ihren Abnehm-Effekt durch andere in ihr enthaltene Stoffe wie Leucin oder bioaktive Substanzen verstärkt.

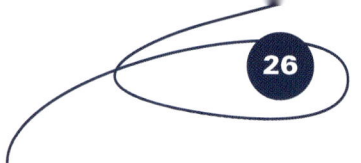

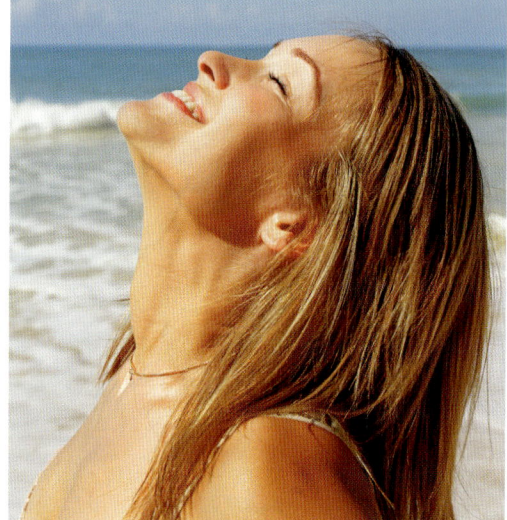

Sonne tanken fördert die Vitamin-D-Produktion und hilft beim Abnehmen.

Welche Rolle spielt Vitamin D?

Vitamin D ist des Kalziums bester Freund!

Ob in der Fernsehwerbung oder der Zeitschrift, bei dem Begriff Vitamin D denkt man immer nur an das eine: Osteoporoseschutz! Wer verbindet schon Vitamin D mit schönen schlanken Kurven? Wir brauchen Vitamin D, damit das schlankmachende Kalzium besser aufgenommen werden kann. Zu wenig Vitamin D bedeutet zu wenig Kalzium und zu wenig Kalzium fördert die Fettspeicherung, hemmt den Fettabbau, und zu allem Übel, – Sie kriegen schneller wieder Hunger. Studien haben gezeigt, dass Kalzium in Verbindung mit Vitamin D zu einer Mahlzeit noch effektiver Fett verbrennt und den Appetit unterdrückt. Darüber hinaus hilft das Kalzium-Vitamin-D-Team vor allem Frauen in den Wechseljahren, nicht zuzunehmen.

Vitamin-D-Mangel in Deutschland weit verbreitet

Erschreckend ist die Tatsache, dass in Deutschland 80 Prozent der Menschen im Winterhalbjahr einen Vitamin-D-Mangel haben. Bei Übergewichtigen ist dieser noch ausgeprägter: Vitamin D ist nämlich fettlöslich, wodurch es im Fettgewebe festgehalten wird und dem Körper nicht zur Verfügung steht. Daraus resultieren erhöhte Parathormon-Spiegel bei dicken Menschen. Experten ordnen dem Parathormon (siehe Seite 21) eine zentrale Rolle bei der Entstehung von Übergewicht zu, weil es auf der einen Seite die Anreicherung von Fett im Fettgewebe stimuliert und auf der anderen Seite den Fettabbau hemmt.

Tipp: Lassen Sie Ihren Vitamin-D-Spiegel messen.

Bei einem Mangel ist Folgendes ratsam: Im Sommer sollten Sie je nach Hauttyp 10 bis 30 Minuten ohne Sonnenschutz in die Mittagssonne gehen. Ja, richtig gelesen, Mittagssonne. Sie hat ausreichend Kraft, um die Vitamin-D-Bildung in der Haut anzuregen. Vorsicht jedoch vor exzessivem Sonnenbaden – bräunen und nicht verkohlen lautet die Empfehlung. Denn nach wie vor gilt: Sonnenbrand ist ein Risiko für Hautkrebs. In den lichtarmen Monaten sind Vitamin-D-Kapseln als Ergänzung ratsam, da die Reserven aus den Sommermonaten nicht genügen, um auch im Winter ausreichend mit dem Sonnenvitamin versorgt zu sein.

Die wichtigsten Vitamin-D-Quellen in der Nahrung sind tierischer Natur – fetter Fisch, Leber, Eier und Milch sind die Hauptquellen. Ihre Mengen sind jedoch gering. Drei Gläser Milch am Tag decken ein Fünftel des Tagesbedarfs. Das meiste Vitamin D wird allerdings in der Haut mithilfe von Sonnenlicht produziert.

Die Milchdiät braucht weniger Kohlenhydrate

Die kohlenhydratarme Diät, bekannt auch als Low-Carb, ist nach heutigen Erkenntnissen am effektivsten, wenn es um das Abnehmen geht. Low-Carb bedeutet weniger Brot, Kartoffeln und Nudeln zu essen, dafür aber mehr satt machendes Eiweiß aus Milch, Milchprodukten, Fleisch, Fisch, Eiern und Hülsenfrüchten zu genießen. Die Milchdiät ist eine kohlenhydratarme Ernährung, die alle Vorzüge von Low-Carb mit den zahlreichen Fatburner-Effekten der Milch vereint.

Milchdiät = Low-Carb + Milch-Effekte

Ein kleiner Ausflug in die Anfänge von Low-Carb

Über Jahrzehnte hat sich die fettarme, kohlenhydratreiche Ernährung, auch als „Low-Fat" bekannt, ungerechtfertigterweise auf dem ersten Platz der „intelligentesten" und „gesündesten" Diätstrategien gehalten. Abnehmkonzepte, die davon abwichen, wurden belächelt und als Außenseiterdiäten abgetan. Seit ein paar Jahren kratzen jedoch neuere Abnehmmethoden am Image der fettarmen Ernährung und bringen das Siegertreppchen zum Schwanken. Sein neuer ernst zu nehmender Konkurrent heißt Low-Carb. Während Low-Fat-Befürworter, nach dem Credo „Fett macht fett", Butter, fetten Käse, Fleisch, Nüsse und vollfette Milchprodukte aus ihrem Speiseplan streichen, um viel Platz für Brot, Kartoffeln und Nudeln zu schaffen, ist es bei den Low-Carb-Verteidigern genau umgekehrt: Sie gehen großzügiger mit Fett um. Schließlich soll das Essen auch schmecken. Im Vordergrund steht

aber nicht das „Mehr-an-Fett", sondern das „Mehr-an-Eiweiß" und das „Weniger-an-Kohlenhydraten".

Low-Fat wissenschaftlich nicht haltbar
Die Low-Fat-Strategie steht also schon lange auf wackeligen Beinen, und das sicher nicht, weil Experten der Meinung sind, an der Spitze müsse nach so langer Zeit mal wieder ein frischer Wind wehen. Der Grund ist wissenschaftlicher Natur: Die Beweislage, dass Fett fett und fettarm schlank macht, ist ziemlich mau. Was mit unserem Körpergewicht passiert, ist entscheidend von der Energiebilanz am Ende des Tages abhängig. Essen wir zu viele Kalorien, ohne diese entsprechend wieder zu verbrauchen, wird der Energieüberschuss an Bauch und Hüften festgetackert. Da Fett mehr Kalorien als jeder andere Nährstoff liefert, klingt es erst einmal plausibel, dass Fett fett macht, wenn wir zu viel davon essen. Allerdings besteht eine Mahlzeit nicht nur aus Fett, sondern auch aus Eiweiß, Wasser, Kohlenhydraten und Ballaststoffen. Die Zusammensetzung der

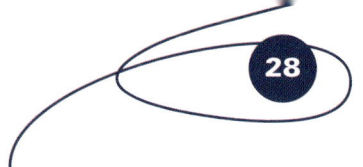

gesamten Mahlzeit wirkt sich einerseits auf den Energiegehalt und andererseits auf den Stoffwechsel aus. Ein fettreiches Essen, das gleichzeitig viel Wasser über Gemüse oder Obst liefert, „verdünnt" sozusagen die Kalorien in Ihrem Gericht. Weiterhin ist neben dem Kaloriengehalt auch die Wirkung der Mahlzeit im Stoffwechsel entscheidend. Ein Essen, das Sie gut sättigt und fettaufbauende Hormone unterdrückt, z. B. Fisch mit viel Gemüse, erleichtert das Erreichen eines dicken Minus auf Ihrem Energiekonto. Wasserarmes Brot mit Butter und Marmelade dagegen kann durchaus mehr Kalorien liefern und darüber hinaus Hormone mit Mastwirkung locken.

Out: „Fett macht fett" ist wissenschaftlich nicht mehr haltbar, und damit ist Abnehmen nach dem Low-Fat-Konzept out.

In: Mehr Milchkalzium, mehr Eiweiß, mehr Fett und weniger Kohlenhydrate – das ist Low-Carb mit der Extraportion Milch.

Low-Carb – eigentlich keine neue Erfindung!

Low-Carb ist keine neue Erfindung, sondern eine Ernährungsform, die wir schon zu Urzeiten als Jäger und Sammler praktiziert haben. In den 70er-Jahren machte die erste Low-Carb-Diät in den USA Furore – die Atkins-Diät. Diese zeichnet sich durch einen sehr hohen Eiweiß- und Fettanteil aus. Kohlenhydrate werden in der ersten Diätphase stark reduziert, auch die aus Obst und stärkehaltigem Gemüse. Den ganzen Tag Speck, Eier und Käse essen garniert mit drei Salatblättern

– damit soll man abnehmen? Klingt erst einmal unvorstellbar. Gelingt aber! Die Frage ist aber vielmehr, warum funktioniert es. Natürlich sind Wissenschaftler dieser Frage intensiv nachgegangen. Beim Auswerten der Ernährungstagebücher von Atkins-Essern stellten sie Erstaunliches fest: Trotz hohen Fettkonsums war die Gesamtkalorienzufuhr am Ende des Tages nicht überdurchschnittlich hoch. Im Gegenteil, sie lag sogar in einem Bereich, der das Erreichen einer negativen Energiebilanz möglich machte. Studien, in denen die Wirksamkeit der Atkins-Diät gegenüber Low-Fat-Methoden getestet wurde, untermauern die positiven Abnehmerfolge zahlreicher Atkins-Anhänger: Sie haben trotz höheren Fettkonsums besser als die anderen vergleichenden Diät-Gruppen abgenommen. Schnell war klar, dass die hohe Fettmenge allein nicht für den Abnehm-Effekt verantwortlich sein konnte. Fett gibt dem Essen einen besseren Geschmack, was nicht unwichtig ist, wenn es um das Durchhalten einer Diät geht. Aber Fett macht nicht so satt. Es musste also etwas anderes, Dominanteres sein. Des Rätsels Lösung hieß „Eiweiß". Die hohe Sättigungswirkung dieses Nährstoffs ließ die Atkins-Esser einfach weniger essen. Ein entscheidender Nachteil der Atkins-Diät ist jedoch ihre Einseitigkeit, zumindest in der ersten Diätphase. Aus diesem Grund wurden neue, moderatere Low-Carb-Methoden entwickelt. Dazu zählt auch die Milchdiät.

Low-Carb hat die Nase vorn

Es gibt mittlerweile keine Zweifel mehr, dass eine eiweißreiche Ernährung mit

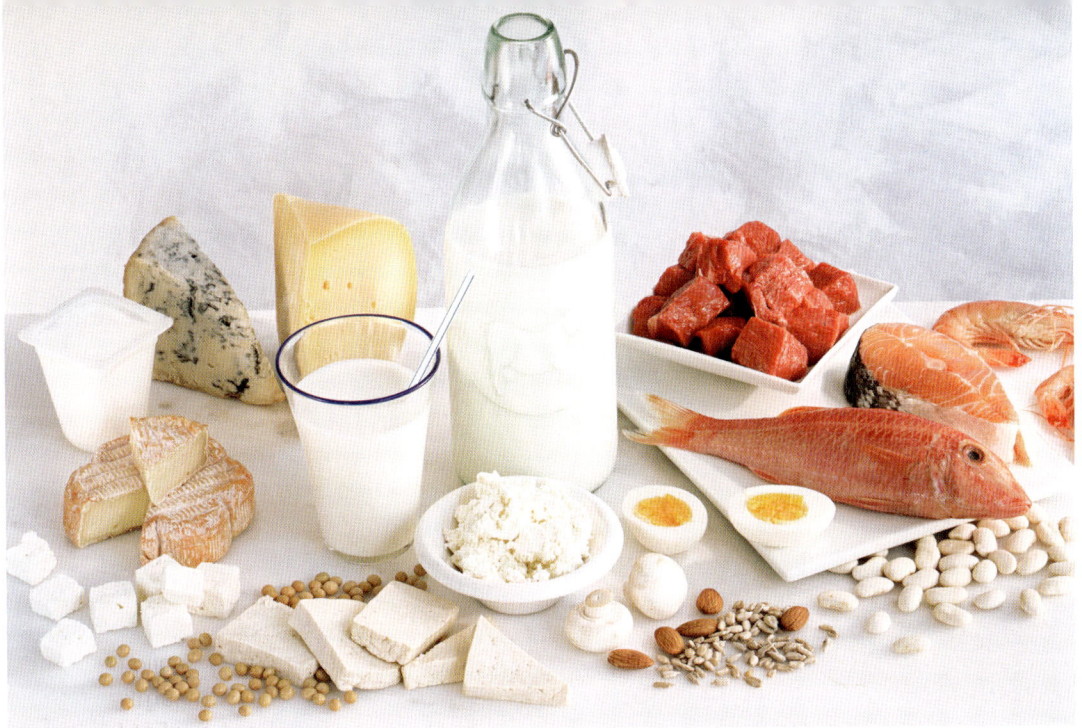

Mit Eiweiß aus Milchprodukten, Fleisch, Fisch, Eiern, Hülsenfrüchten und Nüssen essen Sie sich dauerhaft schlank. Wenn Sie beim Einkauf auf nachhaltig produzierte Lebensmittel achten, leisten Sie ganz nebenbei einen wertvollen Beitrag für die Umwelt.

weniger Kohlenhydraten das Abspecken leichter macht und sogar die Gesundheit verbessert. Wissenschaftler bringen es auf den Punkt: Wer sechs Monate lang weniger Brot, Kartoffeln, Nudeln, Reis und Süßigkeiten isst, dafür aber mehr Fisch, Fleisch, Milch und Milchprodukte sowie Eier zusammen mit mehr Gemüse und Obst, kann mehr abnehmen als mit der konventionellen, fettarmen, kohlen-hydratreichen Diät. In einigen Studien haben die Low-Carb-Esser im Vergleich sogar bis zu 80 Prozent mehr Gewicht verloren.

Mit Low-Carb auch langfristig erfolgreich

Die meisten Diäten enden leider mit dem Jo-Jo-Effekt. Schlechte Umsetzbarkeit, ge-steigerter Appetit sowie die Senkung des Grundumsatzes sind mögliche Ursachen für das Wiederzunehmen. Das muss mit

Low-Carb nicht passieren. Prof. Richard Feinman vom SUNY Downstate Medical Center in New York ist fest davon über-zeugt, dass die Umsetzung von Low-Carb einfacher ist. Das ist daran zu erkennen, dass die Abbrecherquote in Diätstudien unter den Low-Fat-Proban-den meistens höher war als in der Low-Carb-Gruppe. In einer 44-monatigen Studie ging es sogar so weit, dass fast 70 Prozent der Low-Fat-Probanden in die Low-Carb-Gruppe gewechselt sind.

Wer weniger Brot, Kartoffeln, Reis und Nudeln isst und dafür mehr Ei-weiß aus Milch, Fleisch, Fisch, Eiern, Hülsenfrüchten genießt und sich dazu mit viel wasserreichem Gemüse, Sala-ten und Obst den Magen füllt, nimmt effektiver ab, hält besser durch und kann sich auch nachhaltig über seinen Abnehmerfolg freuen.

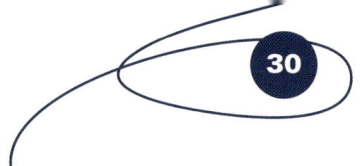

Low-Carb funktioniert – Eiweiß heißt der Zündstoff

Eiweiß-Effekt 1:
Schnell und lange satt!

Brot, Kartoffeln, Reis und Nudeln schmücken sich mit fremden Federn – sie nennen sich Sättigungsbeilagen. In Wirklichkeit ist aber Eiweiß der eigentliche Sattmacher – darin besteht kein Zweifel mehr. Eiweiße sind enthalten in Fisch, Fleisch, Milch bzw. Milchprodukten, Käse, Hülsenfrüchten, Nüssen und Eiern. Eine eiweißreiche Mahlzeit macht so satt, dass Sie zwischendurch nicht in gefährliche Futterfallen tappen. Der sättigende Effekt einer eiweißreichen Mahlzeit hält sogar nachhaltig über den ganzen Tag an. Das führt automatisch dazu, dass Sie weniger essen. Der genaue Mechanismus konnte bisher noch nicht aufgeklärt werden. Forscher vermuten, dass die Erhöhung der Aminosäurenkonzentration (= Bausteine der Eiweiße) im Blut, nach der eiweißreichen Mahlzeit, die Ausschüttung diverser Sättigungshormone stimuliert.

Eiweiß-Effekt 1: Eiweiße sorgen über die Erhöhung der Aminosäurenkonzentration im Blut für eine schnelle und lang anhaltende Sättigung.

Eiweiß-Effekt 2: Thermowirkung – Eiweiß bringt Sie ins Schwitzen.

Ein leckerer gebackener oder gegrillter Käse oder ein saftiges Steak kostet Ihren Körper bei der Verdauung und Verstoffwechselung enorm viel Energie. Experten kalkulieren folgendermaßen: Ein Gramm Eiweiß kostet den Körper ungefähr eine Kalorie. Wenn Sie 80 Gramm Eiweiß pro Tag essen (z. B. ein Glas Milch, ein Becher Joghurt, 150 Gramm Magerquark, eine Scheibe Käse, 200 Gramm Fisch oder Fleisch und ein Ei), dann verbraucht der Körper dafür zusätzlich 80 Kilokalorien. Dabei steigt die Körpertemperatur – mit anderen Worten: Eiweiße treiben Ihnen Schweißperlen auf die Stirn. Das Ganze wirkt sich zweifach positiv aus:

1. Sie verbrennen mehr: Bei gleichbleibender Kalorienzufuhr werden durch eine Erhöhung der Eiweißzufuhr in einem Jahr 29.200 Kilokalorien mehr verbrannt. Um ein Kilogramm Fettgewebe abzubauen, müssen Sie 7.000 Kilokalorien einsparen oder verbrennen. Hochgerechnet auf ein Jahr entspricht das einem Gewichtsverlust von über vier Kilogramm. Das kann sich doch sehen lassen?
2. Die Wärmebildung verstärkt die Sättigungswirkung Ihrer Mahlzeit. Folglich essen Sie auch weniger.

Eiweiß-Effekt 2: Die Verwertung von Eiweiß erhöht den Energieverbrauch. Es entsteht Wärme, was wiederum die Sättigungswirkung verstärkt.

Eiweiß-Effekt 3:
Muskelschutz und -aufbau

Bestimmte Organe wie unser Gehirn bevorzugen Zucker als Energiequelle. Das heißt aber nicht, dass wir zwangsläufig Zucker essen müssen, um das Oberstübchen mit Energie zu versorgen. Unser Körper ist in der Lage, selbst Zucker zu bilden – und zwar aus Eiweiß, das im ungünstigsten Fall aus den Muskeln bezogen wird. Und wer Muskeln abbaut, bildet das Fundament für den Jo-Jo-Effekt.

Da Muskeln die Höhe unseres Grundumsatzes bestimmen, macht es also Sinn, so wenig wie möglich von ihnen durch Diät zu opfern. Eine Möglichkeit wäre, mehr Zucker zu essen, damit dieser nicht aus Muskeleiweiß gebildet werden muss. Das hat aber den Nachteil, dass schnell wieder Hunger entsteht und die Fettverbrennung gestoppt wird. Die zweite, effektivere Möglichkeit heißt: Mehr Eiweiß essen! Aus Nahrungseiweiß bildet der Körper ebenfalls Zucker, ohne jedoch dafür wertvolle Muskelmasse abzubauen.

Zudem ist Zuckerneubildung, in der Fachsprache auch als Gluconeogenese bezeichnet, mit hohen Energiekosten verbunden. Noch sinnvoller ist es sogar, beim Abnehmen die Muskeln nicht nur zu erhalten, sondern auch noch aufzubauen. Das Kommando hierfür übernimmt allen voran die Aminosäure Leucin (siehe Seite 23), die für den energieaufwendigen Aufbau von Muskelmasse – als eine Art Vermittler – Energie aus den Fettspeichern beschafft. Dadurch steigt die Fettverbrennung mit der Folge, dass Körperfett abgebaut wird. Gleichzeitig sorgt Leucin dafür, dass kein weiteres Fett deponiert wird. Der Aufbau der Muskelmasse erhöht den Grundumsatz. Sie verbrennen dann sogar im Schlaf mehr Kalorien.

Folgendes Experiment soll Ihnen veranschaulichen, wie hilfreich Eiweiß ist: Für das Experiment hat Prof. Dr. Marion Flechtner-Mors von der Universität in Ulm gemeinsam mit ihrem Team übergewichtige Probanden in zwei Gruppen eingeteilt. Die Kontrollgruppe bekam eine

Veränderung durch eiweißreiche Diät

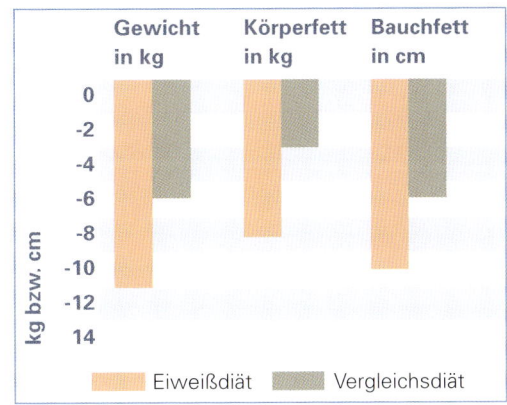

konventionelle eiweißmoderate Diät, die andere Gruppe bekam eine eiweißreiche Diät. Beide Ernährungsformen waren kalorienreduziert. Nach drei, sechs und zwölf Monaten wurde gewogen und dokumentiert. Die Eiweißgruppe hatte am meisten Gewicht, Bauchumfang sowie Fettmasse verloren und im Verhältnis zum Fettverlust mehr Muskeln erhalten.

Eiweiß-Effekt 3: Eiweiße, allen voran die Aminosäure Leucin, schützen die energieverbrennenden Muskeln vor dem Abbau und unterstützen zudem deren Aufbau.

Eiweiß-Effekt 4: Stabiler Blutzucker verhindert Heißhunger. Bevor der Eiweiß-Effekt 4 näher erläutert wird, möchte ich Sie in die physiologischen Prozesse bei der Entstehung von Heißhunger sowie in den Insulinstoffwechsel entführen.

Insulin – ein Blutzuckersenker
Pizzabrot vorweg, dann eine schöne Pasta und zum Nachtisch eine leckere

Pannacotta, dazu einen Latte macchiato, natürlich mit Zucker – schöner kann ein Besuch beim Italiener gar nicht sein. Weniger schön an der Sache sind die 115 Gramm Kohlenhydrate (= 38 Stücke Würfelzucker), die mit einer einzigen Mahlzeit erst im Verdauungstrakt, später im Blut landen und den Blutzuckerspiegel anheben. So weit, so gut. Permanent hohe Blutzuckerwerte sind nicht erstrebenswert, da sie die Gefäße zerstören und langfristig auch zum Diabetes führen. Deswegen sollte der Zucker aus der Mahlzeit spätestens nach zwei Stunden die Blutbahn wieder verlassen haben. Hierfür stellt die Bauchspeicheldrüse Insulin zur Verfügung, das als blutzuckersenkendes Hormon den Zucker aus der Blutbahn, bei körperlich aktiven Menschen in die Muskelzelle und bei „sesshaften" Personen in die Fettzellen, schleust.

Insulin ist also ein wichtiges Hormon, das uns ermöglicht, bis zu einem gewissen Grad kohlenhydratreiche Ernährungssünden über Jahre hinweg zu kompensieren.

Das Insulin-Paradox: Sattmacher mit appetitanregendem Effekt

Neben seiner Funktion als Blutzuckersenker arbeitet Insulin auch noch als Sättigungshormon, das uns nach dem Essen das Magenknurren erst einmal nimmt. Das sind die positiven Seiten dieses Hormons. Doch leider gibt es da auch noch die andere, weniger günstige Seite: Ein kohlenhydratreiches, eiweißarmes Essen lässt den Blutzuckerspiegel deutlich ansteigen. Insulin wird ausgeschüttet und bewirkt ein Sättigungsgefühl. Allerdings kann das Ganze innerhalb

von zwei Stunden ins genaue Gegenteil umschlagen. Das hängt damit zusammen, dass hohe Kohlenhydratmengen im Essen einen Insulinüberschuss provozieren, wodurch der Blutzucker nicht nur bis zum Ausgangswert (Wert vor dem Essen) gesenkt wird, sondern noch ein wenig darunter. Je raffinierter die zugeführten Kohlenhydrate (z. B. Weißbrot, Marmeladentoast), desto heftiger die Insulinreaktion und der anschließende Blutzuckerabfall. Viele Menschen beschreiben diesen Zustand als „gefühlte Unterzuckerung". Heißhunger entsteht, der meistens wieder mit Zucker oder Stärke gestillt werden muss. Der Teufelskreis beginnt dann von vorn.

Insulin ist ein Masthormon

Ein weiterer Nachteil des Insulins ist seine Fähigkeit, den Fettabbau zu hemmen und gleichzeitig den Fettaufbau zu fördern. Zudem sorgt es dafür, dass aus den Fettzellen kein Speicherfett mehr freigegeben wird. Permanent hohe Insulinspiegel erschweren somit das Abnehmen, dafür erleichtern sie das Zunehmen. Vergleichbar ist dieser Effekt mit der Tiermast. Schweine werden mit Getreide gemästet, damit sie über den Insulin-Effekt schnell dick werden. Das funktioniert auch beim Menschen.

Insulin senkt den Blutzucker, ist ein Sättigungshormon, das in zu hohen Dosen jedoch wiederum den Appetit als Folge einer starken Blutzuckersenkung fördert. Als Masthormon ist es zusätzlich bei der Fettspeicherung aktiv. Gleichzeitig hemmt es die Fettverbrennung.

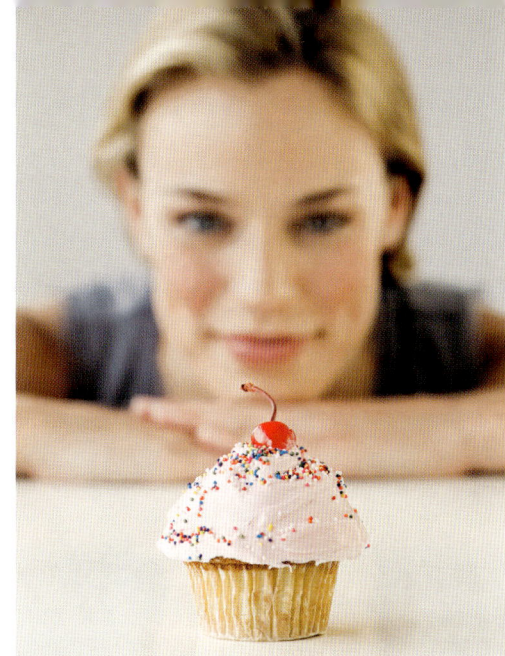

Zurück zum Eiweiß-Effekt 4 – stabiler Blutzucker verhindert Heißhunger:
Während viele Kohlenhydrate den Blutzucker Achterbahn fahren lassen und somit Heißhunger fördern, machen Eiweiße aus Fleisch oder Milch genau das Gegenteil – sie stabilisieren ihn und machen satt –, obwohl sie wie Kohlenhydrate eine Ausschüttung von Insulin bewirken. Anders als Kohlenhydrate bewirken Eiweiße aber keinen nennenswerten Blutzuckeranstieg, dafür erhöhen sie die Aminosäurekonzentration im Blut.

Insulin besitzt nicht nur die Fähigkeit, den Blutzucker zu senken, es ist auch in der Lage, Aminosäuren aus dem Blut in die Muskelzellen zu schleusen, wo sie für den Muskelaufbau benötigt werden. Dieser Effekt ist noch stärker ausgeprägt unter körperlicher Belastung. Dies deckt sich mit den Ergebnissen zahlreicher Studien, die gezeigt haben, dass eine eiweißreiche, kohlen-hydratarme Ernährung wie die Milchdiät den Blutzuckerspiegel trotz Insulinausschüttung stabilisiert, Heißhungerattacken vermeidet und Muskeln schützt oder aufbaut.

Eiweiß-Effekt 4: Eiweiße bewirken trotz Insulinausschüttung keinen nennenswerten Anstieg des Blutzuckers, wodurch dieser stabil bleibt und Heißhunger verhindert.

Mythos: Zu viel Eiweiß macht die Knochen kaputt.
Abnehmen in Kombination mit viel Eiweiß wird fälschlicherweise mit einem Verlust von Knochenmasse in Verbindung gebracht. Angeblich soll eine eiweißreiche

Ein stabiler Blutzuckerspiegel durch den Verzehr von mehr Eiweiß verhindert den Heißhunger auf Süßes.

Ernährung den Körper übersäuern, wodurch zur Neutralisation das basisch wirkende Kalzium aus dem Knochen herausgelöst wird. Mittlerweile gibt es jedoch zahlreiche Studien, die dieser These massiv widersprechen. Zwar fördert Eiweiß die Kalziumausscheidung über den Urin, gleichzeitig fördert es aber seine Aufnahme über den Darm. Zudem konnte in klinischen Untersuchungen gezeigt werden, dass das ausgeschiedene Kalzium im Rahmen einer eiweißreichen, milchbetonten Ernährung nicht aus dem Knochen, sondern aus der Nahrung stammt.

Fazit: Die Ergebnisse klinischer Experimente zeigen klar: Mehr Eiweiß schützt die Knochen, vor allem wenn gleichzeitig ausreichend Kalzium aus Milch und Milchprodukten sowie reichlich Basenlieferanten wie Gemüse und Obst verzehrt werden. Somit ist die Milchdiät eine knochengesunde Ernährung!

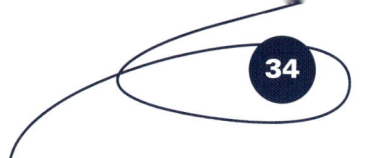

Milchdiät = Low-Carb mit der Extraportion Milch

Eiweiß-Effekte

Eiweiß-Effekt 1:
Sättigung

Eiweiß-Effekt 2:
Thermowirkung

Eiweiß-Effekt 3:
Muskelschutz und -aufbau

Eiweiß-Effekt 4:
Blutzucker-stabilisierung

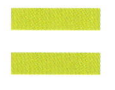

Milch-Effekte

Milch-Effekt 1:
Kalzium → Hemmung von Fettbildung und -speicherung
Milch-Effekt 2:
Kalzium → Förderung von Fettausscheidung
Milch-Effekt 3:
Kalzium → Abbau von Bauchfett
Milch-Effekt 4:
Kalzium → Steigerung der Fettverbrennungsrate
Milch-Effekt 5:
Leucin → Muskelaufbau und -erhaltung
Milch-Effekt 6:
Milcheiweiß → Sättigung
Milch-Effekt 7:
Energiegehalt → Geringe Energiedichte
Milch-Effekt 8:
ACE-Hemmer → Verlangsamung des Fettzellenwachstums

Zwölf gute Gründe, sich für die Milchdiät zu entscheiden:

1. Sie sättigt gut und lang anhaltend.
2. Sie erzeugt keinen Heißhunger.
3. Sie schützt die Muskeln. Mit Bewegung baut sie sogar Muskeln auf.
4. Sie baut Fettmasse ab.
5. Sie fördert die Fettverbrennung.
6. Sie erhöht den Energieverbrauch durch ihre thermische Wirkung.
7. Sie unterdrückt fettaufbauende Hormone.
8. Sie fördert die Fettausscheidung.
9. Sie liefert eine geringe Energiedichte.
10. Sie schmeckt.
11. Sie ist ausgewogen und reich an wichtigen Mikronährstoffen (z. B. Kalzium).
12. Sie ist immer und überall umsetzbar.

So schafft die Milchdiät beste Voraussetzungen zum Erreichen einer negativen Energiebilanz.

Die Milchdiät-Ernährungspyramide

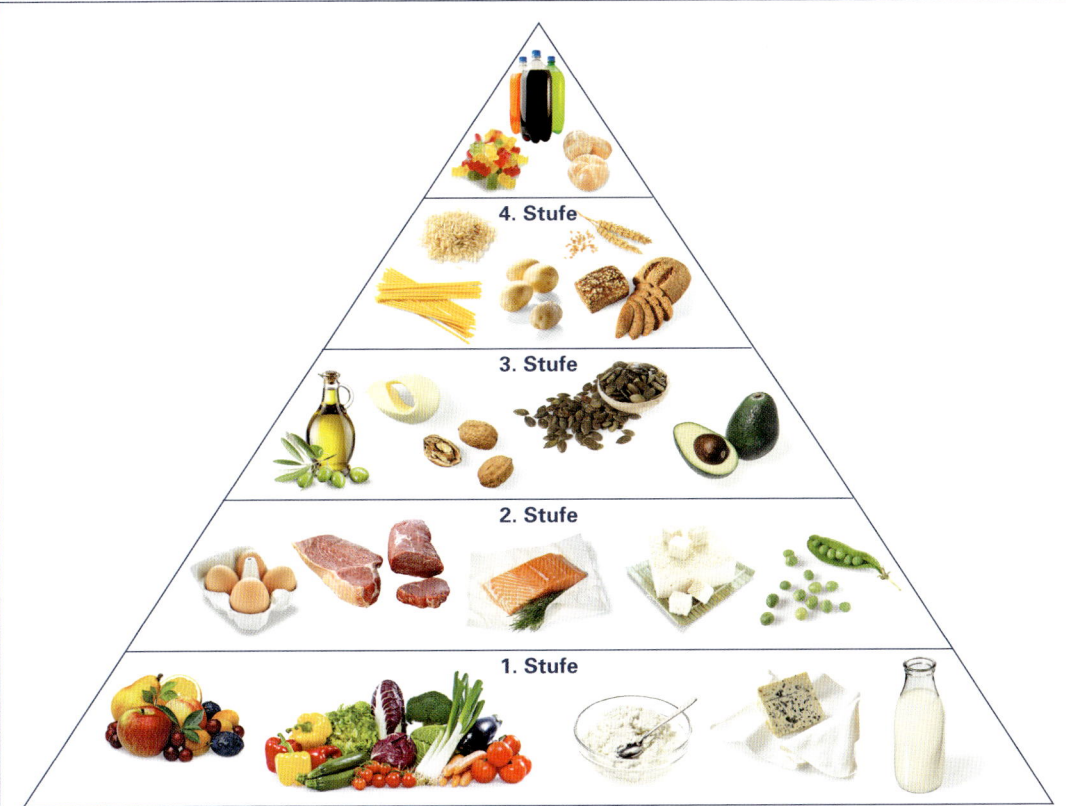

Spitze: Verarbeitete, stärkehaltige Lebensmittel wie Weißbrot, Süßes und gezuckerte Getränke.
Weniger davon ist mehr. Sie liefern kaum Nährstoffe und machen schnell hungrig.

4. Stufe: Ballaststoffreiche Stärkelieferanten.
Sie enthalten viele Kohlenhydrate, aber auch Ballaststoffe,
deswegen dürfen sie (maximal) einmal am Tag auf den Teller.

3. Stufe: Fettträger wie Öle, Streichfette und fetthaltige Lebensmittel.
Sie sorgen dafür, dass das Essen schmeckt, und versorgen den Körper
mit lebensnotwendigen Fettsäuren. Sie gehören in jede Mahlzeit.

2. Stufe: Pflanzliche und milchfreie tierische Eiweißträger.
Zweimal am Tag eine Portion sichert die Versorgung mit wichtigen
Nährstoffen und sorgt für eine optimale Sättigung.

1. Stufe: Gemüse, Pilze, zuckerarmes Obst und Milch sowie Milchprodukte.
Drei Portionen Gemüse, Pilze und zwei Portionen Obst gehören täglich auf den Speiseplan. Sie liefern wenige
Kalorien und viele Ballaststoffe. Drei bis vier Portionen Milch und Milchprodukte decken den Kalziumbedarf.

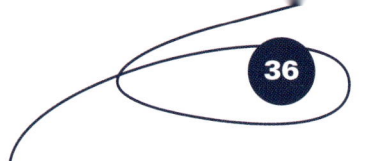

Die Milchdiät-Ernährungs-pyramide – so funktioniert sie

1. Stufe – Fangen wir unten an:

Gemüse, so viel Sie wollen!

Gemüse liefern wenige blutzuckerwirksame Kohlenhydrate und gleichzeitig einen hohen Ballaststoffanteil. Das hat den Vorteil, dass geringe Mengen des Masthormons Insulin für die Verstoffwechselung erforderlich sind. Außerdem sorgen Gemüse, Pilze und Salat mit ihrem hohen Wasseranteil für eine niedrige Energiedichte Ihrer Mahlzeit. Mindestens drei Portionen Gemüse sollten Sie am Tag essen, wobei Sie in eine Mahlzeit durchaus zwei Portionen packen dürfen. Eine Portion entspricht dabei mindestens 250 Gramm.

Obst ist gesund – aber nicht in Massen

Obst liefert wie Gemüse Ballaststoffe und viel Wasser. Auch Obst trägt zur Senkung der Energiedichte bei. Doch aufgepasst – Obst ist nicht gleich Obst! Nicht jedes süße Früchtchen ist für die Low-Carb-Ernährung geeignet. Bananen liefern z. B. pro 100 Gramm etwa 22 Gramm Kohlenhydrate. Im Vergleich: Eineinhalb Scheiben Brot liefern genauso viele. Deswegen gibt es für Obst, im Gegensatz zu Gemüse, eine Mengenbeschränkung: Essen Sie mindestens und maximal zwei Portionen zuckerarmes Obst. Eine Portion entspricht dabei 150 Gramm, was etwa eine Handvoll ist.

Zuckerreiche Obstsorten	Angaben in 100 g
Ananas	13 g
Banane	22 g
Feigen	13 g
Kaki	16 g
Kirschen	13 g
Litchi	17 g
Mango	13 g
Mirabellen	14 g
Passionsfrucht	13 g
Weintrauben	16 g

Zuckerarme Obstsorten	Angaben in 100 g
Apfel	11 g
Apfelsine	9 g
Aprikose	9 g
Birne	12 g
Brombeere	3 g
Erdbeere	5 g
Grapefruit	6 g
Heidelbeere	7 g
Himbeere	5 g
Honigmelone	5 g
Kiwi	11 g
Mandarine	10 g
Papaya	2 g
Pfirsich	9 g
Pflaume	10 g
Wassermelone	8 g

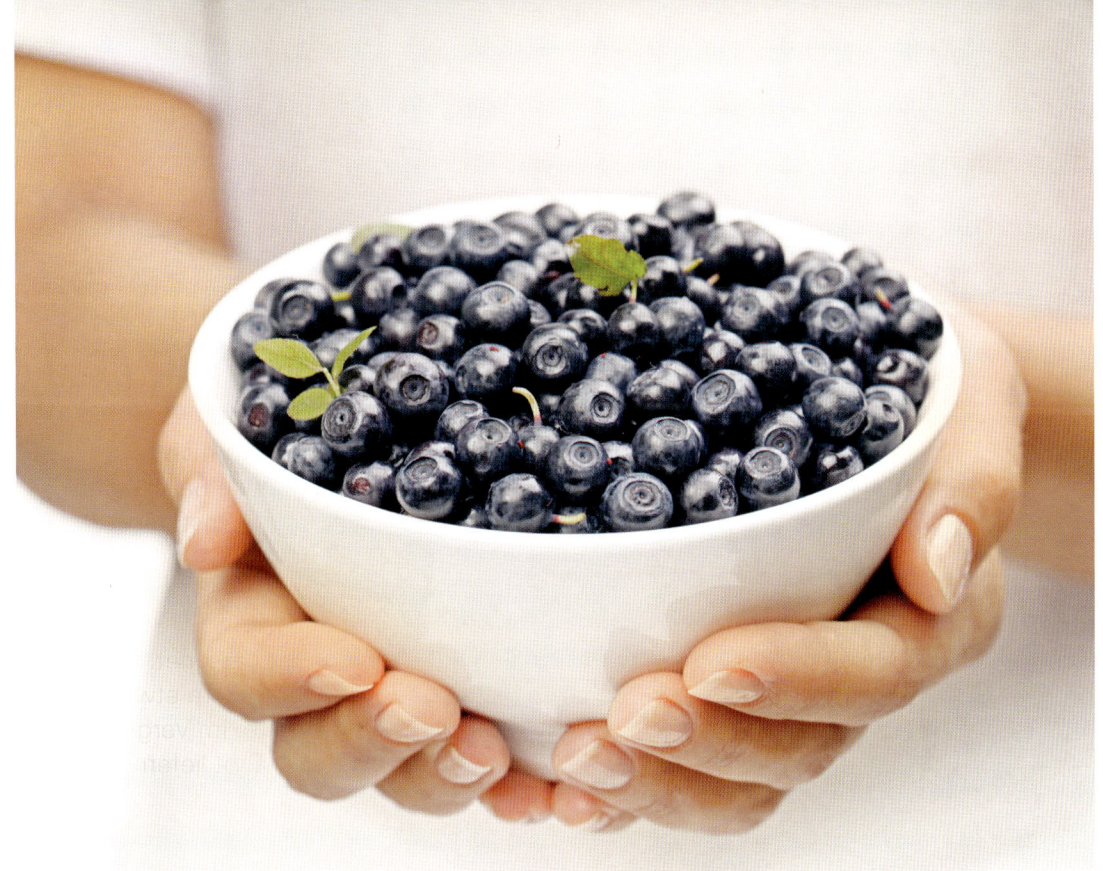

Ballaststoffreiche Lebensmittel, wie z. B. zuckerarme Heidelbeeren, halten lange satt.

Ballaststoffe – die Aufqueller

Stellen Sie sich Folgendes vor: Sie legen einen trockenen Schwamm in eine Schale mit Wasser. Was passiert? Er saugt sich voll, quillt auf und vergrößert somit sein Volumen. Sein Energiegehalt bleibt jedoch unverändert. Dieses Aufquell-Prinzip ist ein guter Sättigungstrick. Keine Angst, Sie müssen jetzt keine Schwämme essen, um satt zu werden. Vergleichbares bekommen Sie in jedem Supermarkt. Gemüse und Obst enthalten Ballaststoffe, die genau das können. Sie haben ein starkes Wasserbindungsvermögen, vergrößern so das Nahrungsvolumen und sorgen dafür, dass das Essen länger im Magen verweilt. Das ist die

beste Voraussetzung für eine gute und lang anhaltende Sättigung. Außerdem sorgen sie dafür, dass der Blutzucker weniger Achterbahn fährt, woraus auch weniger Heißhungerattacken resultieren. Besonders ballaststoffreich sind Beeren, Kohlgemüse, Paprika, Nüsse und Hülsenfrüchte.

Studien haben gezeigt, dass der tägliche Mehrverzehr von einem Gramm Ballaststoffe in eineinhalb Jahren zu einem Gewichtsverlust von 0,25 Kilogramm und zu einem Fettverlust von 0,25 Prozent führt. In Deutschland liegt der Ballaststoffverzehr bei 20 Gramm pro Tag, empfohlen werden jedoch 30 Gramm.

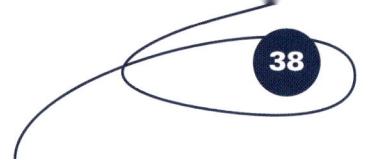

Ein Mehrverzehr von 10 Gramm Ballaststoffen pro Tag (das sind z. B. täglich 200 Gramm Gemüse, ein Apfel und 20 Gramm Nüsse) deckt Ihren Tagesbedarf und hilft Ihnen, sich in eineinhalb Jahren, ohne weitere „Anstrengung", zusätzlich von zweieinhalb Kilogramm und 2,5 Prozent Körperfett zu verabschieden.

Gemüse und Obst – die „Energieverdünner"

Gemüse und Obst sind nicht nur ballaststoffreich, sondern bestehen zum größten Teil aus gebundenem Wasser. Dadurch verleihen sie der bunten Vielfalt wenige Kalorien. Eine Paprika liefert z. B. auf 100 Gramm 91 Prozent, Salat sogar 95 Prozent Wasser. Studienergebnissen zufolge kann das Essen von großen Mengen an Gemüse den Energiegehalt der gesamten Mahlzeit „verdünnen", und das bei gleichzeitiger Erhöhung der Nahrungsmenge. Dieser Trick ist vor allem geeignet, wenn man Lebensmittel mit höherer Energiedichte* (> 200 Kilokalorien pro 100 Gramm) entschärfen möchte. Wissenschaftler haben herausgefunden, dass es gar nicht notwendig ist, Fett einzusparen, um weniger Kalorien zu konsumieren. Sie empfehlen stattdessen mehr Wasser dazuzuessen. So bleibt das Essen schmackhaft und die Pfunde purzeln trotzdem.

Tipp: Essen Sie doch einfach wasserreiche Lebensmittel, statt Fett einzusparen. So werden Sie nicht nur besser satt, sondern verdünnen gleichzeitig die Fettkalorien. Das macht schlank, und zwar bei vollem Geschmack!

Tipp: Gehen Sie mit einem Salat ins Rennen. Sie sind zum Essen eingeladen oder ein Restaurantbesuch steht bevor. Wie sollen Sie sich jetzt vor der Kalorienmast schützen? Ganz einfach: Wissenschaftler raten dazu, einen frischen Salat vorweg zu essen. Dieser sättigt mit wenigen Kalorien und beeinflusst so Ihr Essverhalten beim Hauptgang. Bis zu zehn Prozent Kalorieneinsparung sind dann durchaus drin! Natürlich sollte dieser Salat überwiegend aus frischen Blattsalaten und knackigem Gemüse bestehen. Als Dressing wählen Sie entweder eine klassische Vinaigrette mit aromatischen Kräutern oder eine feine Salatsauce mit hohem Joghurtanteil.

Milch und Milchprodukte schmücken auch die 1. Stufe

Milch und Milchprodukte gehören ganz klar an die Basis. Sie sind nämlich neben Gemüse und Obst die Hauptakteure der Milchdiät. Ihre zahlreichen Milch-Effekte wie ihr gutes Sättigungsvermögen, ihre geringe Energiedichte sowie ihre zahlreichen, durch das Milchkalzium gesteuerten positiven Wirkungen auf die Fettzelle (Milch-Effekte, siehe Seite 20) machen sie zu einem unverzichtbaren Fatburner.

Damit die Milchdiät auch funktioniert, benötigen Sie etwa 1.200 bis 1.500 Milligramm Kalzium. Und die stecken in vier Portionen Milch und Milchprodukten. Ob als Latte macchiato, Joghurt mit Früchten oder als gratinierter Käse auf Gemüsebett – erlaubt ist, was schmeckt. Neben Kuhmilch eignen sich aufgrund der ähnlichen Zusammensetzung auch Produkte aus Schafs- und Ziegenmilch.

* Definition: Energiedichte = Kilokalorien pro 100 g Nahrung. Niedrige Energiedichte = < 125 kcal/100 g. Mittlere Energiedichte = 125-249 kcal/100 g. Hohe Energiedichte = > 250 kcal/100 g

Milchprodukt	Kalzium/100 g	Kalziumgehalt/Portion
Ayran	120 mg	200 mg/250 ml
Buttermilch	110 mg	275 mg/250 ml
Dickmilch	120 mg	300 mg/250 ml
Feta (Balkankäse)	450 mg	225 mg/50 g
Frischkäsezubereitung	90–120 mg	27–36 mg/30 g
Hartkäse wie Parmesan, Emmentaler, Chester, Bergkäse	760–1.200 mg	230–360 mg/30 g
Hüttenkäse/Körniger Frischkäse	80 mg	200 mg/250 g
Joghurt	120 mg	240 mg/200 g
Kefir	120 mg	240 mg/200 g
Mascarpone	60 mg	18 mg/30 g
Milch (H-, Frisch- oder ESL-Milch)	120 mg	240 mg/200 ml
Molke	60 mg	150 mg/250 ml
Mozzarella	403 mg	202 mg/50 g
Quark	100–120 mg	275–300 mg/250 g
Ricotta	420 mg	210 mg/50 g
Sahne, süß	80 mg	24 mg/30 g
Sauermilchkäse/Harzer	180 mg	90 mg/50 g
Sauerrahm	80–110 mg	40–55 mg/50 g
Schichtkäse	86–120 mg	43–60 mg/50 g
Schmand/Crème fraîche	80–100 mg	40–55 mg/50 g
Schnittkäse wie Gouda, Tilsiter, Edamer, Butterkäse	600–850 mg	180–240 mg/30 g
Weichkäse wie Brie, Camembert, Gorgonzola, Greyerzer	400–600 mg	120–190 mg/50 g
Ziegenkäse	180–430 mg	90–215 mg/50 g

Merke: Je höher der Fettgehalt, desto niedriger der Kalziumgehalt

Fett in der Trockenmasse (Fett i. Tr.) und Fett absolut – wo ist der Unterschied?

Fett in der Trockenmasse bezieht sich auf den Fettgehalt des Käses ohne Wasseranteile – also in der Trockensubstanz. Der absolute Fettgehalt bezieht sich auf den Fettgehalt des gesamten Käses, also mit Wasseranteil. Mit folgenden Umrechnungsfaktoren können Sie selbst den Fettgehalt i.Tr. oder absolut berechnen: 0,3 = Frischkäse (inkl. Quark, Hüttenkäse), 0,4 = Weichkäse (Camembert), 0,5 = Schnittkäse und 0,6 = Hartkäse (Parmesan).

Beispiele:
Schnittkäse mit **48 % Fett i. Tr.** mal 0,5 = **24 % Fett** absolut;
Weichkäse mit **18 % Fett absolut** geteilt durch 0,4 = **45 % Fett i. Tr.**

Die Stars der Milchdiät

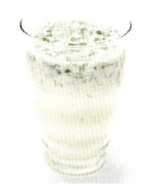

Ayran und Lassi

Ayran ist ein erfrischendes Joghurtgetränk, welches aus Joghurt, kohlensäurehaltigem Wasser und Salz angerührt wird. Die Türken verwenden für ihr „Nationalgetränk" vor allem Süzme-Joghurt, der aufgrund seiner längeren Abtropfdauer eine festere Konsistenz aufweist. Süzme-Joghurt hat einen Fettanteil von 10 Prozent. Lassi ist wie Ayran ein Joghurtgetränk, es stammt aus dem indischen Raum und wird gerne als süße Variante mit Fruchtsaft oder -püree, z. B. als Mango-Lassi, verzehrt.

Buttermilch

Buttermilch ist ein sehr mageres und mit 35 Kilokalorien pro 100 Milliliter ein kalorienarmes, leicht säuerlich schmeckendes Milchgetränk, das bei der Butterherstellung anfällt. Sie liefert hochwertiges Eiweiß, wasserlösliche Vitamine und viel Lecithin, welches gut für das Nervenkostüm ist. Die Kennzeichnung „Reine Buttermilch" bedeutet, dass weder Wasser noch Magermilch beigemengt wurden.

Dickmilch – die Sauermilch

Ungewollt entsteht Dickmilch auch im heimischen Kühlschrank, wenn die Milch zu lange offen steht und sauer wird. Dickmilch aus dem Supermarkt ist auch sauer, allerdings gewollt durch Zugabe von speziellen Bakterien, die die Laktose zu Milchsäure vergären. Die Säure lässt das Eiweiß gerinnen, wodurch es ausflockt und stockt – deswegen wird sie auch als Stockmilch bezeichnet.

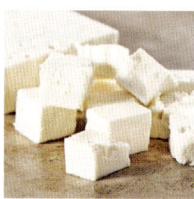

Feta

Feta ist ein in Salzlake gereifter Käse, der traditionell aus Schafsmilch hergestellt wird. Enthält er auch Kuhmilch, darf er nicht als Feta bezeichnet werden, sondern wird Balkankäse, weißer Käse oder Hirtenkäse genannt.

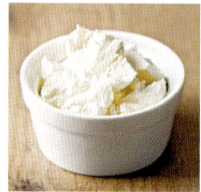

Frischkäse

Von anderen Käseprodukten unterscheidet er sich durch seine geringe Reifungszeit und den damit verbundenen hohen Wassergehalt von 72 Prozent. Ausgangsprodukt für die Frischkäseherstellung ist Magermilch. Diese wird mit Lab oder Milchsäurebakterien zum Gerinnen gebracht. Der Käsebruch wird bis zum gewünschten Fettgehalt mit Sahne verfeinert. Zu Frischkäse werden z. B. Doppelrahmfrischkäse, Quark, Ricotta oder Mozzarella gezählt.

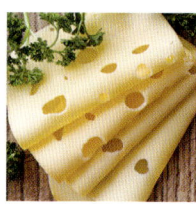

Hartkäse

Er hat den längsten Reifungsprozess, bei dem viel Feuchtigkeit entzogen wird. Dadurch hat er einen geringen Wasseranteil und ist relativ fest. Er ist meist kräftig im Geschmack und hat von allen Käsesorten den höchsten Kalziumgehalt. So liefert z. B. Parmesan stattliche 1.200 Milligramm Kalzium pro 100 Gramm. Zur Hartkäsefamilie gehören neben Parmesan auch Emmentaler, Bergkäse, Comté und Greyerzer.

Hüttenkäse

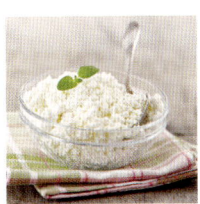

Wie kommen die Körner in den Käse? Hüttenkäse, auch als Cottage Cheese, Krümelkäse oder körniger Frischkäse bezeichnet, wird wie Frischkäse hergestellt. Der Käsebruch wird jedoch mit einer Käseharfe zu kleinen Körnern geschnitten, anschließend wärmebehandelt und gewaschen, sodass sich die Körner zusammenziehen.

Joghurt

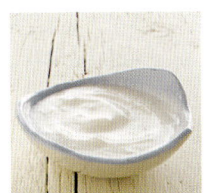

Das Wort Joghurt stammt aus dem Türkischen („yoğurt", „yoğhurmak"), was so viel wie „verdicken" bedeutet und auf den Herstellungsprozess hinweist. Kein Wunder also, dass es in türkischen Restaurants so viele Gerichte mit Joghurt gibt.

Kefir

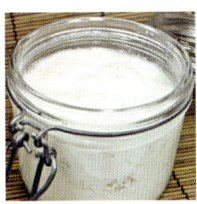

Ein im Kaukasus beheimatetes, kohlensäurehaltiges Milchgetränk, das geringe Mengen Alkohol von 0,2 bis maximal 2 Prozent enthält. Für den Gärungsprozess bei der Kefirherstellung wird der Milch eine Mischung aus Milchsäurebakterien und Hefepilzen, die als Kefirknolle bezeichnet wird, zugesetzt. Sie vergärt den in der Milch enthaltenen Zucker. Kefir schmeckt leicht säuerlich und liefert etwa den gleichen Fett- und Eiweißgehalt wie die verwendete Milch.

Mascarpone

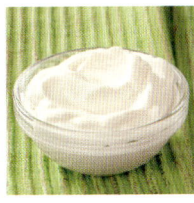

Mascarpone ist ein dicker und cremiger Frischkäse aus Italien, der aus Sahne und Säure hergestellt wird. Er hat einen sehr hohen Fettgehalt von etwa 80 Prozent und ist somit sehr kalorienreich. Er schmeckt mild und cremig und findet vor allem im berühmten Tiramisú Verwendung.

Milch – frisch, ESL oder H?

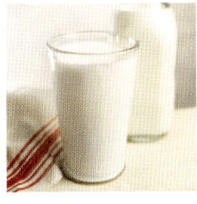

Alle Stars der Milchdiät haben ein und dasselbe Ausgangsprodukt – die Milch. Diese gibt es als haltbare, frische oder ESL-Milch mit 0,3, 1,5 oder 3,5 Prozent Fettanteil. Konsummilch muss aus hygienischen Gründen wärmebehandelt, d. h. pasteurisiert werden. Frischmilch wird ein bis vier Sekunden auf 72 bis 75 Grad erhitzt und ist 8 bis 10 Tage haltbar. ESL-Milch (Extended Shelf Life) wird im Supermarkt als „länger frisch" verkauft. Sie ist im Vergleich zur echten Frischmilch durch spezielle Techniken 20 bis 30 Tage haltbar. H-Milch (haltbare Milch) wird durch Ultrahocherhitzung, d. h. ein bis vier Sekunden auf 135 bis 150 Grad, erhitzt. Sie ist ungeöffnet drei bis sechs Monate haltbar. Vitaminverluste bei H-Milch sind ähnlich gering wie bei der Herstellung von Frisch- oder ESL-Milch, da die Kürze der Erhitzung die hochwertigen Inhaltsstoffe weitgehend schont. Mineralstoffe wie Kalzium sind hitzestabil und bleiben deshalb komplett erhalten.

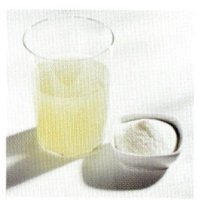

Molke

Molke ist das Über-
bleibsel der Käseher-
stellung. Sie ist sehr
kalorienarm und liefert
viele Vitamine und
Mineralstoffe. Vor allem das Vitamin B2,
auch Riboflavin genannt, welches der
Molke die gelbliche Farbe verleiht, steckt
reichlich in ihr. Ob Sauer- oder Süßmolke
entsteht, hängt von der Käseherstellung
ab. Wird Sauermilchkäse wie Harzer hergestellt, fällt Sauermolke an. Soll Labkäse
produziert werden, bleibt Süßmolke über.
Da die Kaseinproteine und das Fett aus
der Milch in den Käse übergehen, ist die
anfallende Molke fett- und eiweißarm.
Das vorhandene Eiweiß, nämlich das
Molkeneiweiß, ist jedoch qualitativ sehr
wertvoll.

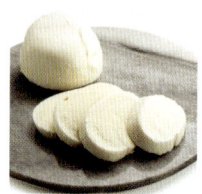

Mozzarella

Mozzarella ist italieni-
scher Herkunft und
zählt aufgrund seiner
geringen Reifungs-
dauer zu den Frisch-
käsen. Er wird traditionell aus Büffelmilch
hergestellt. Im Handel findet man aber
meistens Kuhmilchmozzarella. Der Käsebruch, der in der Molke ruht, wird mit
heißem Wasser übergossen und durch
Ziehen (ital. filare = ziehen) und Kneten in
Form gebracht. Der Käseteig wird dann
geschnitten (ital. mozzare = schneiden)
und zu Kugeln geformt. Mozzarella ist
sehr beliebt als Caprese (Tomaten und
Mozzarella), eignet sich aber auch hervorragend zum Überbacken von Aufläufen.

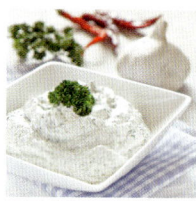

Quark

Quark ist ein Frisch-
käse mit weicher Kon-
sistenz. Magerquark
enthält im Vergleich
zu Joghurt oder Milch
viermal so viel Eiweiß. Quark ist vielseitig
einsetzbar – z. B. süß als Quark-Auflauf,
deftig als Spinat-Käsekuchen oder in
Form von Frühlingsquark.

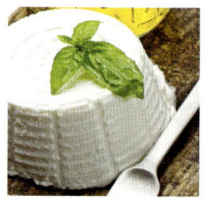

Ricotta

Ricotta ist ein Molken-
Frischkäse, der im Ver-
gleich zu Quark nicht
aus Milch, sondern aus
Molke, die bei der Pro-
duktion von Käse anfällt, hergestellt wird.
Diese wird dann erneut erwärmt (ital. ri-
cotto = doppelt gekocht) und mit Essig
oder Zitronensäure zum Ausflocken gebracht. Ricotta enthält kaum Kaseine,
sondern vor allem Albumine und Globu-
line aus der Molke. Damit besitzt Ricotta
eine sehr gute Eiweißqualität. Der Kalziumgehalt ist relativ hoch. Ricotta kann zu
Süßspeisen, Suppen, als Füllung in Teig-
taschen usw. verwendet werden.

Süße und saure Sahne

Süße Sahne entsteht durch das Aufrah-
men von nicht homogenisierter Milch.
Sie enthält mindestens 30 Prozent Fett
und schmeckt süßlich. Saure Sahne wird
noch zusätzlich mit Milchsäurebakterien
gesäuert. Dadurch entstehen Sauermilchprodukte wie Sauerrahm (10 bis 15 Prozent Fett), Schmand (20 Prozent Fett)
und Crème fraîche (30 Prozent Fett).

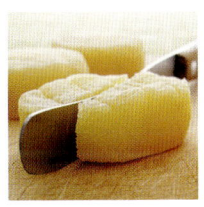

Sauermilchkäse

Bekanntester Vertreter ist der Harzer Käse, auch Handkäse genannt. Er wird aus krümeligem Sauermilchquark und Reifungssalzen hergestellt. Seine Konsistenz ist fest und leicht glasig. Er enthält kaum Fett, ist kalorienarm und sehr eiweißreich. Sauermilchkäse gibt es in verschieden Reifegraden, mit und ohne Schimmel.

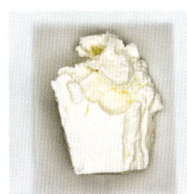

Schichtkäse

Er unterscheidet sich vom klassischen Quark dadurch, dass er nicht glatt gerührt, sondern ungeschnitten, schichtweise eingeschöpft wird. Durch dieses Verfahren enthält der Schichtkäse innerhalb einer Verpackung drei verschiedene Fettgehaltsstufen.

Schnittkäse

Schnittkäse reift nicht so lange wie Hartkäse, dadurch ist er wasserreicher und damit auch weicher. Der Fettgehalt liegt zwischen 30 und 60 Prozent Fett in der Trockenmasse (Fett i. Tr.). Bekannteste Vertreter sind Edamer, Gouda und Tilsiter.

Weichkäse

Weichkäse wird aus wärmebehandelter Milch oder aus Rohmilch hergestellt. Viele Sorten werden mit Schimmelpilzkulturen beimpft, damit sie bei der Reifung die typische flaumige Rinde entwickeln. Da der Käse von außen nach innen reift, bleibt sein Käselaib weich und cremig, während die Rinde fest wird. Weichkäse gibt es mit einem Fettgehalt von 45 bis 75 Prozent Fett i.Tr. Klassische Vertreter sind Brie, Camembert, Gorgonzola oder Roquefort.

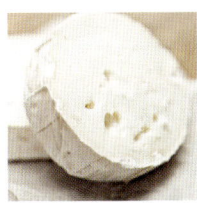

Ziegenkäse

Ziegenkäse ist der älteste Käse der Welt. Hergestellt wird er wie Kuhmilchkäse. Es gibt ihn als Ziegenfrischkäse, Schnittkäse, Weichkäse und er ist verwandelbar bzw. vielseitig einsetzbar. Er ist sozusagen das Chamäleon unter den Käsen. Er unterscheidet sich vom Kuhmilchkäse durch seinen höheren Gehalt an kurzkettigen Fettsäuren, wodurch er noch bekömmlicher ist.

Vorsicht: Gezuckerte Milchprodukte

Nicht alles, was aus Milch hergestellt wird, macht auch schlank. Tappen Sie nicht in die Zuckerfalle. Milch und Milchprodukte mit Geschmack sind oft randvoll mit Zucker. In einem Becher Fruchtjoghurt stecken 18 bis 27 Gramm Zucker, das sind sechs bis neun Stück Würfelzucker. Der Joghurt macht selbst dann nicht schlanker, wenn er mit für die Gesundheit vorteilhaften Zusätzen wie „enthält nur 0,1 Prozent Fett" oder „enthält nur gesunde Fruchtsüße" beworben wird. Auch die beliebten und praktischen Joghurtdrinks für unterwegs schneiden nicht besser ab – sie versüßen die Milch mit ganzen fünf bis zehn Stück Würfelzucker pro Flasche.

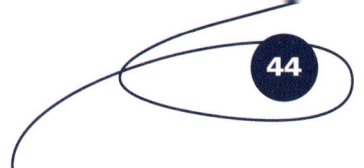

2. Stufe – noch mehr Eiweiß für noch mehr Sättigung

Die zweite Stufe der Milch-Diät-Pyramide nehmen milchfreie Eiweißlieferanten ein. Dazu zählen Fisch, Meeresfrüchte, mageres Fleisch, Eier sowie Hülsenfrüchte und daraus hergestellte Produkte wie Tofu. Sie ergänzen die Basis und gehören ein- bis zweimal pro Tag auf den Teller. Ihrem hohen Eiweißanteil verdanken sie ihre Platzierung auf der zweiten Stufe. Wie bereits auf Seite 14 und 30 ausführlich beschrieben, macht Eiweiß satt, und das lang anhaltend. Das ist eine Grundvoraussetzung, um weniger zu essen und damit eine negative Energiebilanz zu erreichen. Lebensmittel aus der zweiten Stufe besitzen, neben der guten Sättigung, noch eine weitere Besonderheit – in den meisten von ihnen steckt eine ordentliche Portion Wasser, und das senkt ihre Energiedichte.

Lebensmittel	Wassergehalt
Tofu	73–90 %
Hülsenfrüchte gekocht	65–88 %
Fisch	60–80 %
Eier	75 %
Fleisch	60–75 %

Im Fokus: Fleisch und Eier

Zwei zu Unrecht verteufelte Lebensmittel. Leider genießen beide Lebensmittel hierzulande nicht gerade den besten Ruf. Das Fleisch liefert zu viel schlechtes Fett und die Eier, ja die haben es auf den Cholesterinspiegel abgesehen. Stimmt das auch? Fleisch ist ein sehr gesundes Lebensmittel: Hochwertiges Eiweiß, gut verfügbare Mineralstoffe wie Zink und Eisen, reichlich Vitamine wie B1 und B12 – das sind die inneren Werte dieses Nahrungs-

mittels. Leider wird dem Fleisch immer wieder eine schlechte Fettqualität vorgeworfen: Zu viele böse „gesättigte" Fettsäuren – so heißt es. Diese Aussage ist nicht richtig. Fleischfett besteht zu 50 bis 60 Prozent aus einfach- und mehrfach ungesättigten Fettsäuren. Das sind jene Fette, die das Oliven- und Rapsöl so wertvoll machen. Selbst eine fettige Mettwurst besteht zu 60 Prozent aus diesen hoch geachteten Fettsäuren. Nicht täglich, aber regelmäßig, etwa zwei- bis dreimal pro Woche, dürfen Sie deshalb der Fleischeslust nachgehen. Achten Sie dennoch darauf, magere Stücke zu essen, denn diese strotzen nur so vor Eiweiß.

Es trifft immer die Kleinen – das Ei

Kaum ein Lebensmittel stellt so kompakt und auf kleinstem Raum so viele wichtige lebensnotwendige Fettsäuren, Aminosäuren, Vitamine und Mineralstoffe zur Verfügung. Das Ei ist also ein „All-in-One"-Lebensmittel. Dennoch wird es bis heute verteufelt. Seit Jahrzehnten wird Verbrauchern eingetrichtert, dass Eier schlecht für das Herz seien. Schuld soll das darin enthaltene Cholesterin sein. Und weil Eier besonders viel davon besitzen, werden sie automatisch als Arterienverstopfer diskriminiert – zu Unrecht, wie Forscher schon lange wissen. Fakt ist nämlich, dass Studien der letzten 14 Jahre keinen Zusammenhang zwischen der täglichen Cholesterinaufnahme und dem Risiko für Herz-Kreislauf-Erkrankungen finden konnten. Selbst bei Personen, die bis zu sechs Eier pro Tag aßen, blieb der Cholesterinspiegel im Blut weitgehend konstant. Greifen Sie deshalb gern täglich zu Eiern.

3. Stufe – Damit das Abnehmen auch schmeckt, braucht es Fett

Bei den kohlenhydratbetonten Diäten schaffen es die Fette nur auf die letzte Stufe der Ernährungspyramide – das ist der Platz der Dickmacher. Bei der Milchdiät ist das anders, hier haben sich die Fette direkt hinter den Eiweißen platziert – und das zu Recht. Fett ist lebensnotwendig: Wir brauchen es für unser Gehirn, Immunsystem, Nervenkostüm, Herz und für den guten Geschmack. Abgesehen davon, dass ein Essen ohne Fett nicht schmeckt, bedeutet fettarm auch nicht nur Gutes für die Gesundheit. Alzheimer, Immunschwäche sowie Krebs werden in Zusammenhang mit einer fettarmen Ernährung, die meistens auch kohlenhydratreich ist, in Verbindung gebracht. Trotz aller Erkenntnisse gehört Fett noch immer zu den weniger geschätzten Nährstoffen. Aussagen wie „Fett macht fett" oder „Fett verstopft die Arterien" bis hin zu „Fett macht Krebs" sind gängige Vorurteile. Fett hat es eben nicht leicht – aber man hätte es „leichter" mit Fett: Besserer Geschmack des Essens, damit bessere Umsetzbarkeit, bessere Blutzucker- und Blutfette, niedrigerer Blutdruck und bessere Laune sind das erfreuliche Resultat einer Ernährungsform, die auch Fett erlaubt.

Fette auf der 3. Stufe – für mehr Geschmack und Freude am Essen

Hochwertige Öle wie Raps-, Oliven-, Nuss- und Leinöl, aber auch Butter gehören auf diese Ebene. Fettreiche Lebensmittel wie Nüsse, Oliven, Mayonnaise und Avocado gesellen sich dazu. Damit jede Mahlzeit auch schmeckt, sollte eine fetthaltige Komponente nicht fehlen. Ge-

müse geschwenkt in Butter, ein knackiger Salat mit Nüssen, Rohkost-Sticks gedippt in Aioli – das klingt doch lecker, oder?

Fett ist also ein Muss – aber richtig kombiniert!

Versuchen Sie Fett immer durch reichlich wasserreiche Lebensmittel wie Gemüse zu entschärfen (siehe auch Seite 14 und 36). Vermeiden Sie es, Fetthaltiges mit anderen wasserarmen Lebensmitteln wie Brot zu kombinieren, sonst steigt die Energiedichte enorm an und die Tages-Energiebilanz schwenkt in den roten Bereich über.

Fette entschärfen – so geht's nicht:

Zwei Scheiben Vollkornbrot
+ Butter + Käse
Gesamtenergie: 478 Kilokalorien
Nahrungsmenge: 175 Gramm
Energiedichte: 273 Kilokalorien/100 g
Wassergehalt: 43 Prozent

Diese Mahlzeit liefert fast 500 Kilokalorien, und das gerade mal auf 175 Gramm Nahrungsmenge. Wollen Sie davon satt werden? Wenn Sie Ihren Magen nicht schon nach einer Stunde knurren hören wollen, dann müssen Sie ihn ordentlich füllen – mit 400 bis 500 Gramm Nahrung. Problematisch wird es dann, wenn Sie Ihren Magen mit Käsebrot beglücken wollen – über 1.000 Kilokalorien sind für eine Magenfüllung schnell zusammengefuttert. Das Vollkornbrot kann die hohe Energiedichte von Butter und Käse leider nicht entschärfen, weil es selbst kaum Wasser zu bieten hat. Besser wäre statt Butter mageren Frischkäse und statt Käse lieber Schinken zu verwenden. Wasserreiche Tomaten entschärfen noch

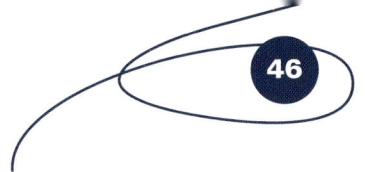

zusätzlich. Damit würde der Wassergehalt von nur 43 Prozent auf 60 Prozent angehoben. Noch besser: Lassen Sie das Brot ganz weg und essen Sie den Käse stattdessen mit Gemüse (oder Obst).

Entschärfen von Käse und Butter bzw. Öl in einer Mahlzeit

125 Gramm Fetakäse + ein Esslöffel Öl + 300 Gramm Tomaten + eine große Zwiebel
Gesamtenergie: 476 Kilokalorien
Nahrungsmenge: 515 Gramm
Energiedichte: 92 Kilokalorien/100 g
Wassergehalt: 83 Prozent

Mit dieser Variante verdoppeln Sie den Wasseranteil Ihrer Mahlzeit. Die Energiedichte sinkt um das Dreifache. Dieses Gericht liefert genauso viele Kalorien wie das Brotbeispiel, nur mit dem voluminösen Unterschied, dass Sie dabei dreimal so viel Nahrung genießen dürfen und somit, trotz gleichen Kaloriengehalts, deutlich satter sind und folglich in den darauffolgenden Mahlzeiten weniger essen werden.

Exkursion Nuss:
**Nüsse – harte Schale,
weicher Kern und sanfte Kurven!**
Dass Nüsse gesund sind und vor Herz-Kreislauf-Erkrankungen schützen, hat sich bereits herumgesprochen. Dennoch spürt man einen vorsichtigen Umgang mit diesen kleinen knackigen Früchtchen. Zu groß ist die Angst vor ihnen als Dickmacher. Schließlich müssten sie durch ihre sehr hohe Energiedichte von durchschnittlich 600 Kilokalorien auf 100 Gramm ganz schön ins Gewicht fallen. Hinzu kommt, dass die Energie in den Nüssen zu über

80 Prozent aus Fett stammt. Aber die Nuss ist ein Paradebeispiel dafür, dass nicht jede aufgenommene Kalorie auch verwertet wird und auf den Hüften landet. Wussten Sie, dass etwa 10 bis 15 Prozent der Kalorien aus Nüssen den Verdauungstrakt schnurstracks wieder über den Stuhl verlassen, einfach so, ohne irgendeinen „gewichtigen" Schaden anzurichten? Zellwände des Nussgewebes, die durch Kauen nicht zerstört wurden, können durch Verdauungsenzyme nicht aufgespalten werden. Die darin enthaltenen Nährstoffe wie Fett und Eiweiß stehen somit nicht als Energiequelle zur Verfügung und werden unverbraucht ausgeschieden. Es gibt außerdem Hinweise, dass Nüsse den Grundumsatz und die Wärmeabgabe um circa 10 Prozent erhöhen können. Verantwortlich dafür sind vermutlich das darin enthaltene Eiweiß und die ungesättigten Fettsäuren. Die sättigende Wirkung wird als weiterer Grund für die figurfreundliche Wirkung von Nüssen gehandelt. Mit anderen Worten: Die viele Energie, die mit einer Nuss-Mahlzeit aufgenommen wird, verrechnet der Körper mit der nächsten Mahlzeit, indem einfach weniger gegessen wird. Experten sprechen auch von Kompensation. Und zu guter Letzt: Nüsse müssen gut gekaut werden. In Experimenten hat man herausgefunden, dass der Anteil appetithemmender Hormone im Blut umso höher ist, je länger auf der Nuss herumgekaut wird. Und dass Nüsse aus all diesen Gründen nicht dick machen, haben schon einige Studienergebnisse gezeigt.

Tipp: Genießen Sie täglich eine Handvoll Nüsse als Snack, auf dem Salat oder als Müsli-Ersatz im Joghurt.

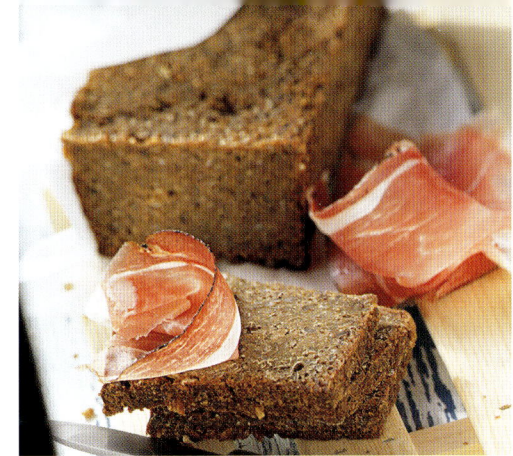

Bevorzugen Sie ballaststoffreiches Vollkornbrot und kombinieren Sie dieses mit eiweißhaltigen Lebensmitteln, wie z. B. Schinken.

4. Stufe: In Maßen erlaubt – ballaststoffreiche Kohlenhydratlieferanten

Kohlenhydratreiche Lebensmittel wie Kartoffeln, Brot, Nudeln, Reis – irrtümlicherweise als „Sättigungsbeilagen" bezeichnet – wandern auf Platz vier der Milchdiät-Pyramide. Ihr Verzehr lockt das fettaufbauende Hormon Insulin. Grundsätzlich gilt: Weniger davon ist mehr für Ihre Figur. Aber weniger bedeutet nicht den kompletten Verzicht. Einmal am Tag eine bis zwei Scheiben Brot, 100 Gramm gegarter Naturreis oder Vollkornnudeln sind kein Problem. Bevorzugen Sie jedoch die Vollkornvariante, da diese durch ihren Ballaststoffanteil die Insulinwirkung etwas ausbremst. An Tagen, die Sie bewegungsreich gestalten, darf es auch mehr sein. Körperliche Aktivität hilft Ihnen die Kohlenhydrate mit weniger Insulin zu verstoffwechseln.

So beeinflussen Sie die Blutzuckerwirkung von Kohlenhydraten positiv:

1. Essen Sie Vollkornbrot. Die darin enthaltenen Ballaststoffe verzögern den Blutzuckeranstieg und sättigen besser als raffiniertes Weißbrot.

2. Versuchen Sie Brot, Kartoffeln und Nudeln mit Eiweiß zu kombinieren, z. B. Brot mit Schinken oder Reis mit Hühnchen. Eiweiße verzögern, genauso wie Ballaststoffe, die Magenentleerung. Dadurch werden die Kohlenhydrate aus dem Brot nicht so schnell ins Blut gelassen, wodurch der Blutzuckerspiegel verzögert ansteigt und Insulinspitzen verhindert werden.

3. Gekochte und anschließend erkaltete Kartoffeln locken weniger Insulin als gekochte Pellkartoffeln. Durch den Erkaltungsprozess wird ein Teil der Kartoffelstärke resistent, was bedeutet, dass sie den Blutzucker nicht ansteigen lässt. Wenn Sie darüber hinaus kalte Kartoffeln als Salat mit Essig-Dressing anmachen, wird der Blutzuckeranstieg durch die Säure noch weiter gedämpft.

Spitze: Lieber weniger davon – schnelle Kohlenhydrate

Wer es auf der Milchdiät-Pyramide ganz nach oben schafft, hat keinen Grund zur Freude. Wird die Spitze doch von Lebensmitteln und Getränken besetzt, die appetitanregend, energiereich, stark blutzuckererhöhend, insulinlockend und nährstoffarm sind. Süßigkeiten, Weißmehlprodukte, Obstsäfte und sonstige gezuckerte Getränke finden hier ihren Platz. Lieber nicht täglich, lautet die Empfehlung. Und wenn Sie doch schwach werden, dann genießen Sie die „Leckereien" in der richtigen Kombination – mit anderen Worten: nie ohne Eiweiß! Das Weißbrot zusammen mit Schinken oder Fisch, die Schokolade mit einem Milchkaffee oder die Cola zum Steak.

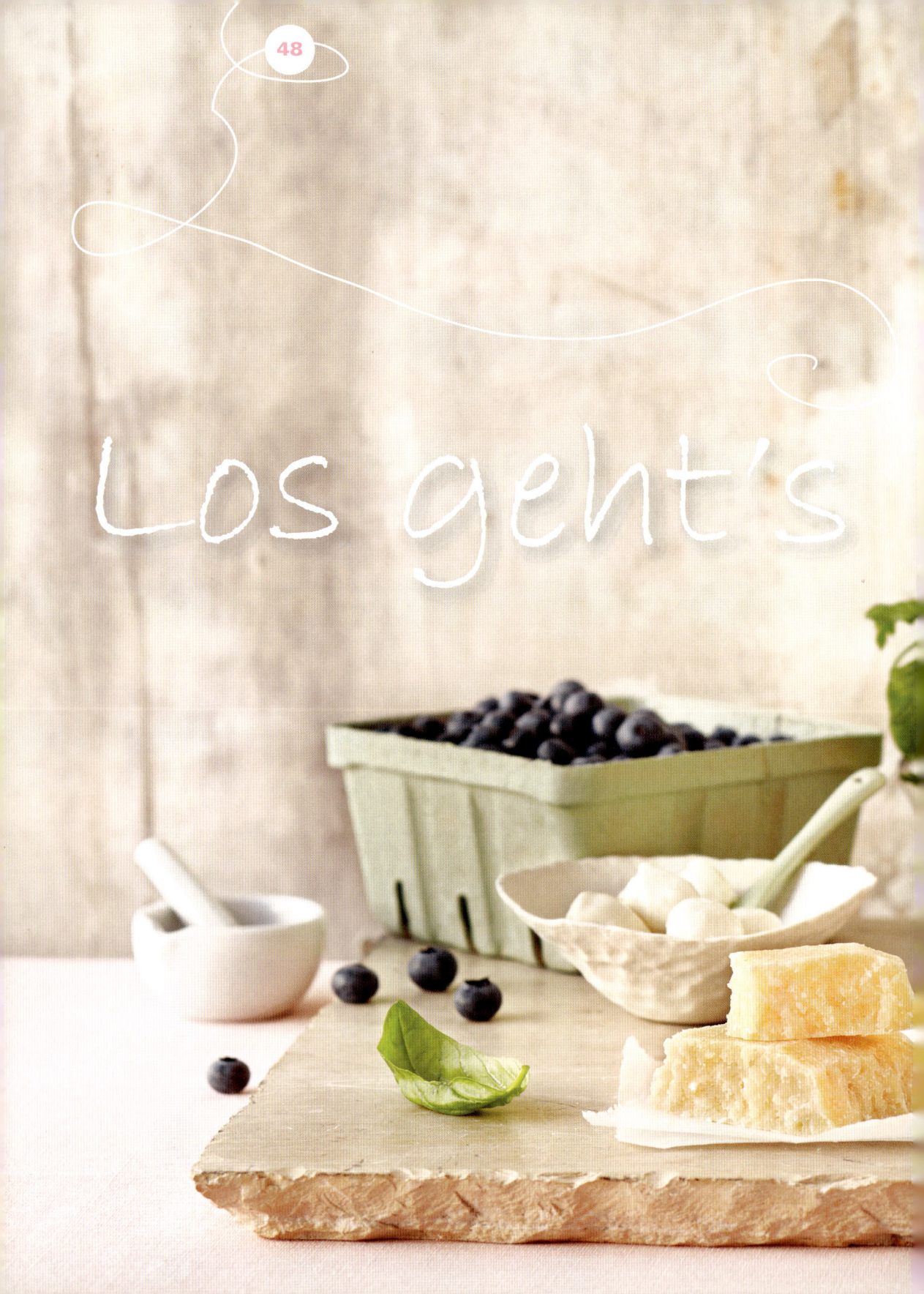

Los geht's

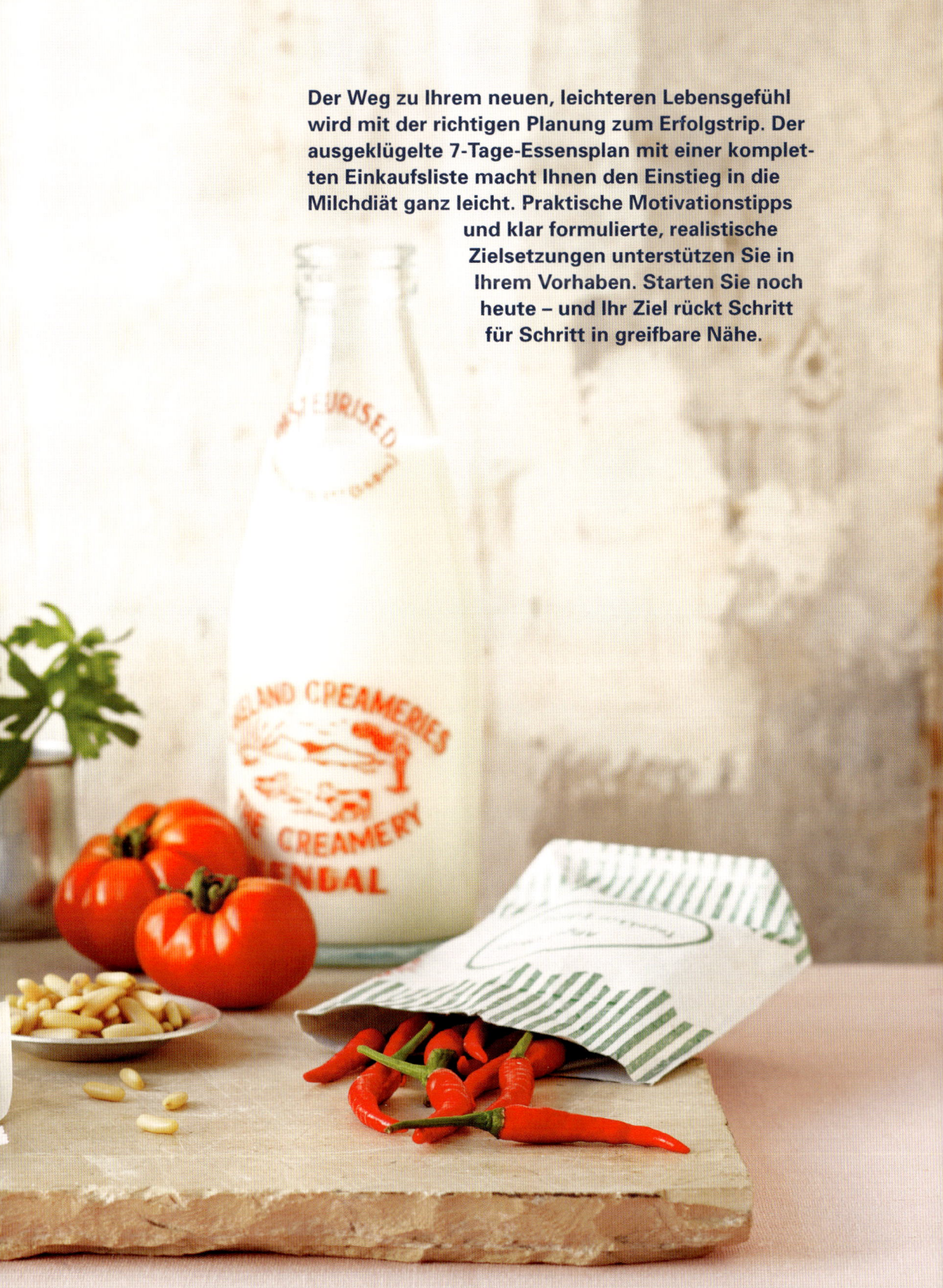

Der Weg zu Ihrem neuen, leichteren Lebensgefühl wird mit der richtigen Planung zum Erfolgstrip. Der ausgeklügelte 7-Tage-Essensplan mit einer kompletten Einkaufsliste macht Ihnen den Einstieg in die Milchdiät ganz leicht. Praktische Motivationstipps und klar formulierte, realistische Zielsetzungen unterstützen Sie in Ihrem Vorhaben. Starten Sie noch heute – und Ihr Ziel rückt Schritt für Schritt in greifbare Nähe.

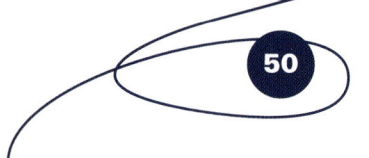

Am Anfang steht das Ziel

Bevor es losgeht, sollten Sie einen Stift parat haben und sich etwas Zeit nehmen, um Ihr Vorhaben „Abnehmen" vorzubereiten. Alles beginnt mit einem Ziel. Stellen Sie sich vor, Ihr Ziel sei es, einen 4.000 Meter hohen Berg zu besteigen. Untrainiert, unwissend und ohne nötige Ausrüstung würden Sie sehr schnell abstürzen oder aufgeben. Damit das nicht passiert, werden Sie sich zuerst das nötige Wissen über Ausrüstung, Gefahren und Hindernisse anlesen sowie einen Austausch mit erfahrenen Bergsteigern in Erwägung ziehen. Anschließend werden Sie sich einen Zeitplan machen und diesen mit Etappenzielen bestücken, die Sie unter Berücksichtigung Ihres Trainingszustandes definieren. Jedes erreichte Zwischenziel schafft das Fundament, auf dem Sie sicher stehen können, um sich von dort aus weiter in Richtung nächste Zielstation zu bewegen.

Nehmen Sie sich jetzt bitte ein weißes Blatt Papier, zeichnen Sie Ihren Zielberg auf und füllen Sie die jeweiligen Felder aus.

Mein Zielberg

ZIEL Hauptziel:

| Störfaktor: Lösung: | 6. Etappenziel: Zeitrahmen: |

| Störfaktor: Lösung: | 5. Etappenziel: Zeitrahmen: |

| Störfaktor: Lösung: | 4. Etappenziel: Zeitrahmen: |

| Störfaktor: Lösung: | 3. Etappenziel: Zeitrahmen: |

| Störfaktor: Lösung: | 2. Etappenziel: Zeitrahmen: |

| Störfaktor: Lösung: | 1. Etappenziel: Zeitrahmen: |

Vorbereitung

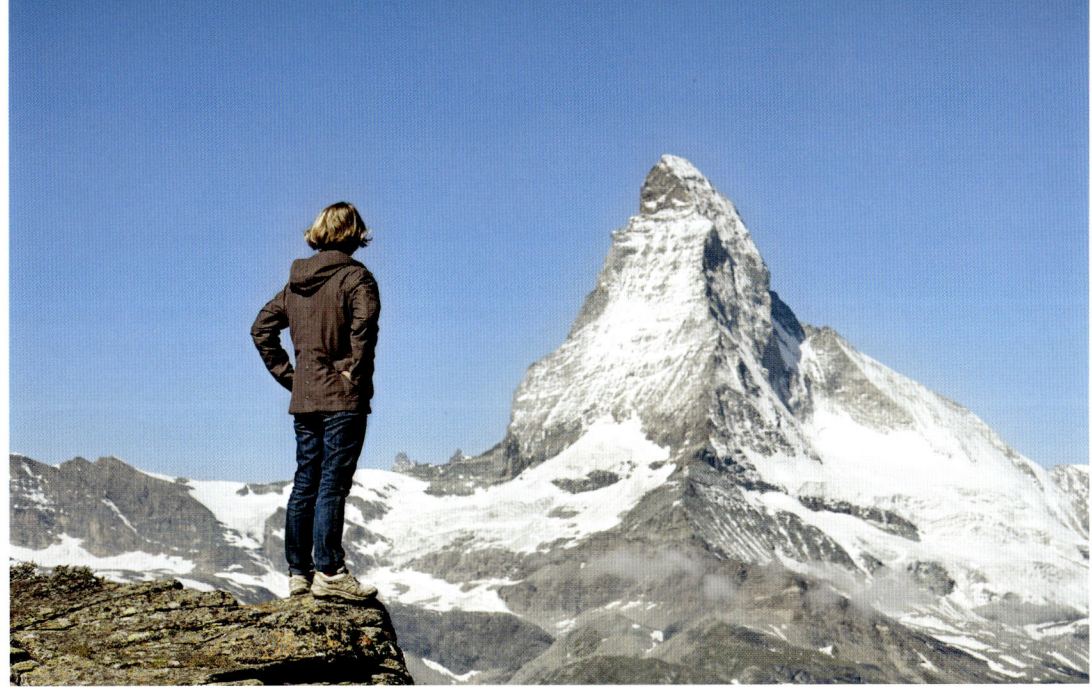

Die Planung einer erfolgreichen Diät kann so gestaltet werden wie bei einer Bergtour – wichtig ist dabei immer, dass Sie Ihr Ziel im Auge behalten und machbare Etappenziele festlegen.

Das Hauptziel:
Konkretisieren Sie Ihr Hauptziel und formulieren Sie es so, dass es zum einen messbar und zum anderen machbar ist, z. B.: „Ich nehme in drei Monaten mit der Milchdiät sechs Kilogramm ab."

Die Vorbereitung:
Der erste Schritt widmet sich der Vorbereitung Ihres Vorhabens. Starten Sie mit dem Lesen dieses Buches. Dadurch verschaffen Sie sich ein Wissensfundament rund um das Thema Abnehmen. Wenn Sie verstehen, was während und nach dem Gewichtsverlust im Stoffwechsel abläuft, werden Sie in der Lage sein, an den richtigen Schrauben zu drehen, um diesen zu regulieren. Gehen Sie also mit Verstand an Ihr Vorhaben. Neben der Wissensbildung zählt auch die Beschaffung der Ausrüstung (z. B. Einkaufsliste, Kochutensilien) zu diesem Punkt. Was brauchen Sie, um zu starten?

Die Etappenziele:
Was müssen Sie tun, um Ihr Hauptziel zu erreichen? Setzen Sie sich für den Anfang kleine, machbare Etappenziele, die Sie in einem bestimmten Zeitraum umsetzen werden. Wenn Sie sich von vornherein zu große Herausforderungen zumuten, können Sie ganz schnell abstürzen. Einfache Ziele sind schneller erreichbar. Das motiviert, stärkt und festigt Sie für die nächsten größeren Stationen auf dem Weg zu Ihrem „Berggipfel". Beispiele für Etappenziele: „Ich esse die erste Woche nach dem hier aufgeführten 7-Tage-Essensplan" oder „Ich fange ab heute an die Kohlenhydrate abends wegzulassen" oder „Ich kaufe mir einen Schrittzähler und gehe nächste Woche täglich 2.000 Schritte mehr, um mein Aktivitätslevel zu steigern." Notieren Sie Ihre Etappenziele. Überprüfen Sie diese immer wieder und, falls nötig, nehmen Sie rechtzeitig eine Korrektur vor.

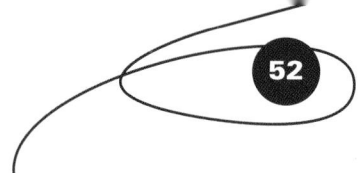

Störfaktoren:

Ein Ziel auf direktem Weg zu erreichen, gelingt sicherlich den wenigsten. Störfaktoren wie plötzliche Heißhungerattacken, Gewichtsstillstand oder Stress stellen sich uns immer wieder in den Weg, wodurch Umwege eingeplant werden müssen. Dennoch sind Störfaktoren wichtig, da sie uns festigen, wenn wir lernen sie zu bewältigen. Denken Sie daran – auch Umwege führen zum Ziel. Welche Störfaktoren haben in der Vergangenheit Ihr Vorhaben „Abnehmen" verhindert? Wie haben Sie bisher auf Störfaktoren reagiert?

Notfallplan – so bewältigen Sie die Hindernisse!

Wenn ein Störfaktor das Erreichen Ihres Etappenziels verzögert, dann ist das kein Grund, den Kopf hängen zu lassen geschweige denn alles hinzuschmeißen. Rückfälle sind völlig normal. Machen Sie sich einen Notfallplan und schaffen Sie sich Motivationshilfen, die Sie wieder auf die richtige Spur bringen.

Legen Sie Ihren Notfall-Joker fest!

Suchen Sie sich eine Person in Ihrem Umfeld, die Ihnen guttut und Sie in Ihrem Vorhaben motiviert und unterstützt. Sie ist ab sofort Ihr persönlicher Notfall-Joker, den Sie in Notfallsituationen anrufen dürfen und sollen, um sich Ihre verdiente Anerkennung und positive Verstärkung abzuholen.

Fertigen Sie sich eine SOS-Box an!

Nehmen Sie eine Box und schreiben Sie dick „SOS-Box" drauf. Und jetzt legen

Sie all die Dinge hinein, die bei Ihnen positive Gefühle auslösen, z. B. schöne Urlaubsfotos, auf denen Sie sich besonders gut gefallen. Musik, die Sie an freudige Momente erinnert. Einen schönen Brief, der ein Lächeln auf Ihr Gesicht zaubert. Lassen Sie sich von Ihren Freunden Motivationskärtchen schreiben, die Sie in der Box aufbewahren und in kritischen Situationen lesen.

Stoppen Sie Routine!

Hermann Hesse bringt es in seinem Gedicht „Stufen" auf den Punkt: *„Nur wer bereit zu Aufbruch ist und Reise, mag lähmender Gewohnheit sich entraffen."* Nicht nur das, was wir tun, sondern auch das, was wir denken, kann zur lähmenden Routine werden. Denken Sie z. B. jeden Tag an das Abnehmen? Wandern Sie folglich jeden Morgen auf die Waage? Setzen Sie sich permanent mit Ihrem Gewicht auseinander? Stopp! Gewohnte Gedanken und Handlungsweisen können Sie nur verdrängen, wenn Sie sie durch „neue" ersetzen. Fordern Sie sich selbst heraus – melden Sie sich für einen Malkurs an, lernen Sie ein Musikinstrument, eine neue Sprache oder versuchen Sie sich in einer neuen Sportart. Neue Wege bringen neue Gedanken!

Wecken Sie positive Gefühle

Waren Sie in der Vergangenheit schon einmal an Ihrem Hauptziel? Wie hat sich das angefühlt? Sehen Sie sich wieder so, wie Sie in Zukunft wieder sein wollen. Kleben Sie sich ein Foto an den Kühlschrank, auf dem Sie sich gefallen, oder hängen Sie sich ein Kleid, in das Sie wieder hineinpassen wollen, sichtbar an die

Schranktür. So verlieren Sie Ihr Vorhaben nie aus den Augen. Freuen Sie sich darüber, dass dieses Ziel, selbst über Umwege, erreichbar ist und Sie niemanden außer sich selbst brauchen, um es zu erreichen.

Reisen Sie in die Zukunft

Reisen Sie in Ihre Zukunft und knipsen Sie ein virtuelles Foto von sich, wie Sie, angekommen an Ihrem Hauptziel, freudig auf dem Siegertreppchen stehen. Welches Kleid oder welchen Anzug tragen Sie? Sehen Sie sich selbst als Siegertyp und nicht als Versager. Schauen Sie mit Stolz auf den Weg, der Sie trotz aller Umwege an Ihr Ziel gebracht hat.

Suchen Sie sich positive Vorbilder

Gibt es Menschen, die Sie für das, was sie geschafft haben, bewundern? Menschen, die gekämpft haben, um ihre Ziele zu erreichen? Suchen Sie sich genau ein solches Vorbild. Versetzen Sie sich in die Rolle Ihres Idols und versuchen Sie sich mit seinen Augen zu betrachten. Was würden Sie sich jetzt raten?

Machen Sie sich bewusst, was Sie dürfen

Meiden Sie negative Aussagen wie „Ich darf keine Schokolade essen" oder „Ich darf keine Kohlenhydrate essen, weil sie dick machen". Formulieren Sie die „Ich-darf-Sätze" stets mit positivem und bejahendem Ende. Legen Sie diese Sätze in Ihre SOS-Box, um sich im Notfall bewusst zu machen, was Sie alles dürfen. Beispiele: „Ich darf endlich mehr Fett essen, dadurch schmeckt mir mein Essen besser", „Ich darf mich satt essen – mehr Eiweiß hilft mir am Ball zu bleiben".

Visualisieren Sie Ihre Erfolge

Bescheidenheit wäre hier völlig fehl am Platz. Wenn Sie ein Etappenziel erreicht haben, dann setzen Sie einen „Erledigt-Haken dahinter." Das befreit und macht deutlich, was Sie bereits geschafft haben. Visualisieren Sie Ihre verlorenen Pfunde. Stapeln Sie in einer Ecke Ihr abgespecktes Gewicht, z. B. in Form von Getränkekartons. Es wird Ihnen Freude bereiten zu sehen, wie der Stapel wächst. Oder packen Sie die abgenommenen Kilos in einen Rucksack und gehen Sie damit walken. Ist das nicht ein schöner Aha-Effekt? Das alles haben Sie die ganze Zeit mit sich herumgeschleppt. Genießen Sie ganz stolz das angenehme Gefühl der Erleichterung, wenn Sie den Rucksack wieder ablegen.

Feiern Sie Ihre Erfolge!

Feiern Sie stets das Geschaffte. Für jedes Etappenziel sollten Sie eine Belohnung festlegen. Fangen Sie mit kleinen Belohnungen an wie einem Lippenstift oder einem entspannenden Bad. Vergrößern Sie diese mit zunehmendem Schwierigkeitsgrad Ihrer erreichten Etappe. Freuen Sie sich z. B. auf einen Theaterbesuch beim Erreichen des dritten Etappenziels, genießen Sie Ihre ayurvedische Massage beim erreichten vierten Etappenziel und packen Sie schon mal die Koffer für den tollen Strandurlaub, wenn Sie am Hauptziel sind.

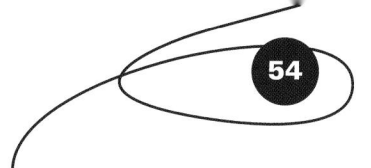

Der 7-Tage-Essensplan

Aller Anfang ist schwer. Sicher fragen Sie sich, wie Sie am besten mit der Milchdiät starten, was Sie kochen und was Sie einkaufen sollen? Mit diesem Plan schaffen Sie den Start ohne Probleme: Jeweils sieben optimierte Rezepte für Frühstück, Mittag- und Abendessen, berechnet für eine Person, sowie eine Einkaufsliste machen den Einstieg zu einem Kinderspiel. Sie überschreiten nie die Energiemenge von 1.600 Kilokalorien pro Tag. Außerdem werden Sie eine ausreichende Menge an Kalzium von mindestens 1.100 Milligramm aufnehmen sowie die Kohlenhydratzufuhr von 90 Gramm pro Tag nicht überschreiten. Den Snack können Sie zwischendurch einbauen oder einfach direkt nach einer Hauptmahlzeit genießen.

Sind Sie ein Warmesser? Dann lassen Sie sich einfach zweimal am Tag eine warme Mahlzeit schmecken. Sie haben keine Zeit zu kochen? Auch kein Problem. Bereiten Sie sich mittags und abends jeweils eine kalte Hauptmahlzeit zu. Gehören Sie zu denen, die nur einmal am Tag warm essen? Auch hier bleibt es Ihnen überlassen, ob Sie ein warmes Abend- oder Mittagessen bevorzugen.

Vor dem Einkaufen Vorräte prüfen:

Aus der Dose, aus dem Glas, dem Karton oder der Tube:
- [ ] 1 Dose weiße Bohnen
- [ ] 1 Glas Gewürzgurken
- [ ] 1 Glas Kapern
- [ ] 1 Glas Mandelmus
- [ ] 1 Glas Meerrettich
- [ ] 1 kleine Dose schwarze Oliven (entsteint)
- [ ] Senf (Dijon)
- [ ] 1 Dose passierte Tomaten
- [ ] Tomatenmark

Gewürze:
- [ ] Chilischote, Curry, Muskat
- [ ] Pfeffer, Salz
- [ ] Sambal Oelek
- [ ] gemahlene Vanille, Zimt

Kräuter:
- [ ] Basilikum
- [ ] Dill
- [ ] Kresse
- [ ] Koriander
- [ ] Minze
- [ ] Oregano (getrocknet)
- [ ] Petersilie
- [ ] Rosmarin
- [ ] Zitronenmelisse

Nüsse, Samen
- [ ] gehackte Haselnüsse
- [ ] Kokosraspeln
- [ ] gehackte Mandeln
- [ ] Mandelstifte
- [ ] Pinienkerne

Öle und Fette
- [ ] Butter
- [ ] Olivenöl
- [ ] Rapsöl

Getreide und Süßes
- [ ] 1 Packung Mehl
- [ ] Honig
- [ ] Puderzucker
- [ ] Schokoraspeln
- [ ] Zartbitterschokolade

Sonstiges:
- [ ] Balsamicoessig (hell)
- [ ] Kaffee
- [ ] Espresso
- [ ] 1 Liter Orangensaft
- [ ] Wasser

Einkaufsliste für die Startwoche

Milchprodukte & Eier

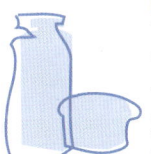

1 Becher Buttermilch
1 Schale Frischkäse (Rahmstufe)
1 Becher Hüttenkäse (mager)
2 Becher Joghurt à 1,5 % Fett
5 Becher Joghurt à 3,5 % Fett
1 Becher Joghurt à 10 % Fett
500 g Magerquark
1 Karton Milch 1,5% Fett
1 Karton Milch 3,5 % Fett
1 Becher Ricotta
1 Becher Sahne
2 Becher Schmand
Schnittfester Käse:
1 Feta oder Hirtenkäse
30 g Gorgonzola
2 Scheiben Gouda (dünn)
1 Packung Gratinkäse
1 Päckchen Mozzarella
1 Päckchen Mozzarella-Mini-Kugeln
1 Stück Parmesan (ca. 150 g)
1 Ziegenkäserolle
6 Eier (Gewichtsklasse S)

Gemüse & Salate

3 kleine Auberginen
60 g Champignons
1 Packung Erbsen (TK)
1 Kolben Chicorée
1 Fenchel (150 g)
1 Knoblauch
1 Kohlrabi
2 Stangen Lauch
3 Möhren
1 grüne + 2 rote Paprika
1 Rote Bete (gekocht)
2 Salatgurken
1 Schalotte
200 g Spinat (frisch oder TK)
5 Strauchtomaten
300 g Cocktailtomaten
1 Zucchino
3 rote Zwiebeln
40 g Feldsalat
1 Romana-Salat
50 g Rucola
1 Schale Kresse
1 Bund Schnittlauch

Fisch & Meeresfrüchte

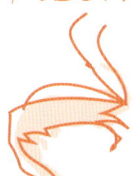

180 g Kabeljaufilet
1 Schälchen Krabben
100 g Räucherlachs
1 Dose Thunfisch
  im eigenen Saft

Obst

3 Äpfel (z. B. Braeburn)
2 Aprikosen
1 reife Avocado
1 reife Birne
1 Schälchen Blaubeeren
1 Schälchen Erdbeeren
1 reife Galia- o. Honigmelone
1 Schälchen Himbeeren
1 reife Mango
3 Zitronen (Bio)

Fleisch & Wurst

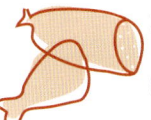

2 Putenbrustfilets (150 g und 100 g),
100 g Hackfleisch (halb/halb)
80 g Braten-Aufschnitt
100 g Lyoner
80 g Putenbrust-Aufschnitt
30 g Parmaschinken
30 g gekochter Schinken

Brot & Gebäck

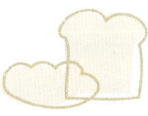

1 kleines Kasten-Vollkornbrot
(500 g), in hauchdünne Scheiben geschnitten

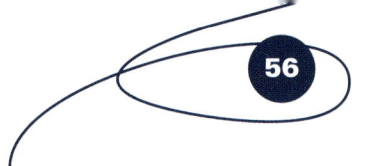

Wochenplan für den Start

Ein Frühstück ohne Milchkaffe? Natürlich nicht! Hier die Rezepte:
Cappuccino: 30 Milliliter Espresso mit 100 ml aufgeschäumter Milch (1,5 % Fett)
Espresso macchiato: 60 Milliliter Espresso mit 30 Milliliter aufgeschäumter Milch (3,5 % Fett)
Kaffee mit Milch: 200 Milliliter Kaffee mit 3 Esslöffel Milch (1,5 % Fett)
Sie mögen keinen Kaffee? Dann können Sie natürlich Ihren Tee mit der entsprechenden
Menge Milch anreichern, oder Sie verzichten auf die kleine Extraportion Milch am Morgen.

	1. Tag	**2. Tag**	**3. Tag**
Frühstück	Quark mit Vanille-Nussbirne & Espresso macchiato	Ricotta-Pancakes mit Blaubeeren & Kaffee mit Milch	Erfrischender Erdbeer-Vanille-Shake
kalte Mahlzeit	Schneller Griechischer Salat	Bunter Bohnensalat mit Minze-Joghurt	Rote-Bete-Salat mit Kasseler und Thunfischsauce
warme Mahlzeit	Putenstreifen auf Paprikagemüse mit Tomaten-Joghurt-Soße	Auberginen-Bolognese-Auflauf	Tomaten-Käse-Clafoutis mit Salat
Snack	Minz-Ayran	Milchkaffee oder Cappuccino	Kohlrabi mit Schinken-Frischkäsewickel

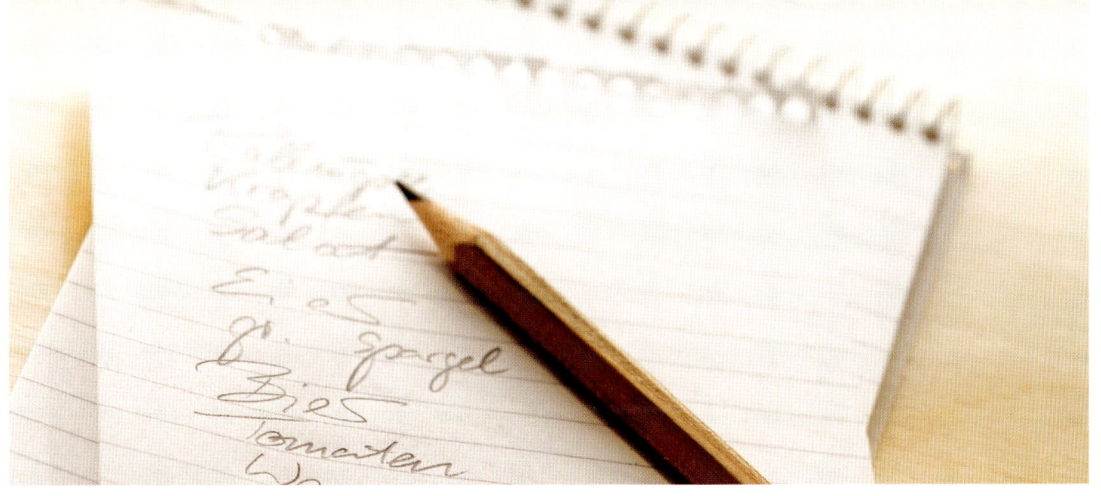

4. Tag	5. Tag	6. Tag	7. Tag
Kalziumreiches Brotfrühstück & Cappuccino	Cremiges Früchte-Joghotta mit Nussmüsli & Espresso macchiato	Rührei mit Ziegenfrischkäse und Tomaten & Cappuccino	Nordseefrühstück & Cappuccino
Räucherlachs auf Apfel-Fenchel-Salat und fruchtiger Meerrettichsauce	Exotisches Mozzarella-Puten-Carpaccio mit Curry-Senf-Dressing	Melonen-Mozzarella-Salat mit süßem Chili-Thymian-Dressing	Wurst-Apfel-Salat
Lauch-Käse-Frittata	Gebratener Kabeljau mit Buttermöhren und Schmand-Senf-Dip	Gemüse-Putenspieße mit Knoblauch-Kräuter-Quark	Spinat-Käse-Kuchen mit Gorgonzola
Aprikosen mit Zimtsahne	Cremequark mit Himbeeren und Schokoraspeln	Mango-Lassi mit Zitronenmelisse	Zartbitterschokolade & Kaffee mit Milch

Frühstück   *Zubereitungszeit 10 Minuten*

Quark mit Vanille-Nussbirne *& Espresso macchiato*

1 kleine Birne (125 g)
2 EL Milch (20 ml)
10 g Mandelmus
3 Msp. gemahlene Vanille
125 g Magerquark
50 g Joghurt (1,5 % Fett)
2 EL Wasser mit
 Kohlensäure
15 g Mandelstifte

Birne schälen, halbieren, vom Kerngehäuse befreien und in 1 Zentimeter große Würfel schneiden. Milch und Mandelmus klumpenfrei miteinander verrühren. Die Nussmilch, die Birnenwürfel und zwei Messerspitzen gemahlene Vanille in einen kleinen Topf geben, alles miteinander verrühren und bei niedriger Hitze 3–5 Minuten dünsten. Währenddessen Quark mit Joghurt vermischen und mit Mineralwasser cremig rühren. Mit der restlichen Vanille abschmecken. Vanillebirnen etwas abkühlen lassen und dann über den Quark geben. Mandelstifte darüberstreuen.

1 Portion (395 g): 350 kcal, 26 g E, 16 g F, 26 g KH, 355 mg Kalzium

Kalte Mahlzeit   *Zubereitungszeit 10 Minuten*

Schneller Griechischer Salat

2 Strauchtomaten
1/2 rote Zwiebel
1/2 grüne Paprikaschote
1/3 Salatgurke
100 g Feta oder Hirtenkäse
25 g schwarze Oliven
 (entsteint)
Saft einer halben Zitrone
3 TL Olivenöl
1 TL getrockneter Oregano
Salz und Pfeffer

Tomaten waschen und in mundgerechte Stücke schneiden. Zwiebel abziehen und in Ringe schneiden. Paprika waschen, von den Samen befreien und klein schneiden. Gurke schälen und grob würfeln. Feta in 2 Zentimeter dicke Stücke schneiden. Mit den Oliven in eine Schüssel geben und vermischen. Mit Zitronensaft und Olivenöl beträufeln und mit Oregano, Salz und Pfeffer abschmecken.

1 Portion (510 g): 500 kcal, 21 g E, 41 g F, 12 g KH, 525 mg Kalzium

Warme Mahlzeit *Zubereitungszeit 20 Minuten*

Putenstreifen auf Paprikagemüse Foto: Buchcover

125 g Salatgurke
1 rote Paprika (150 g)
150 g Putenbrust
2 TL Rapsöl
1 TL Tomatenmark
1 EL Wasser
1 TL Olivenöl
150 g Joghurt (3,5 % Fett)
50 g Magerquark
1 TL Zitronensaft

Gurke schälen, fein raspeln und in einem Sieb 5–10 Minuten abtropfen lassen. Die Paprika waschen, entkernen und in 1 Zentimeter breite Streifen schneiden. Putenfleisch kalt abbrausen und flach klopfen. Anschließend in 2 Zentimeter breite Streifen schneiden. Rapsöl in einer beschichteten Pfanne erhitzen. Paprikastreifen darin von beiden Seiten 5–7 Minuten anbraten, salzen und herausnehmen. Im restlichen Fett die Putenstreifen goldbraun braten. Mit Salz und Pfeffer würzen. In der Zwischenzeit das Tomatenmark mit dem Wasser und dem Olivenöl glatt verrühren. Die Gurkenraspeln mit Joghurt und Quark vermengen. Mit Zitronensaft und Salz abschmecken. Tomatenmark unterrühren. Paprikagemüse mit Putenbrust auf einem Teller anrichten und mit der Tomaten-Joghurt-Soße übergießen.

1 Portion (655 g): 480 kcal, 51 g E, 20 g F, 21 g KH, 315 mg Kalzium

Snack *Zubereitungszeit 5 Minuten*

Minz-Ayran

125 g Joghurt (10 % Fett)
  z. B. griechischer oder
  türkischer Joghurt)
75 ml Mineralwasser
2 Minzeblättchen
Salz

Joghurt mit Mineralwasser verrühren. Minzeblätter klein schneiden und hinzufügen. Nach Wunsch mit etwas Salz abschmecken.

1 Portion (200 g): 150 kcal, 4 g E, 13 g F, 5 g KH, 175 mg Kalzium

Frühstück *Zubereitungszeit 15 Minuten*

Ricotta-Pancakes mit Beeren & Kaffee mit Milch

125 g frische Blaubeeren
  (alternativ Erdbeeren)
1 kleines Ei
60 g Ricotta
1 TL Honig
10 g Mehl
1/3 TL Zimt
1 Msp. gemahlene Vanille
1 Prise Salz
1 TL Butter
2 EL Magerquark
1/2 TL Puderzucker

Blaubeeren waschen und abtropfen lassen. Das Ei trennen. Ricotta, Eigelb, Honig und Mehl verrühren. Zimt und gemahlene Vanille zugeben. Das Eiweiß mit einer Prise Salz steif schlagen und unter die Ricotta-Masse heben. Butter in einer beschichteten Pfanne zerlassen. Jeweils vier Esslöffel Teig in die Pfanne geben, etwas flach drücken und die Pancakes bei geringer Hitzezufuhr von beiden Seiten goldgelb ausbacken. Die fertigen Pancakes mit Quark bestreichen, mit Blaubeeren belegen und mit Puderzucker bestreut servieren.

1 Portion (310 g): 355 kcal, 21 g E, 19 g F, 26 g KH, 390 mg Kalzium

Kalte Mahlzeit *Zubereitungszeit 10 Minuten*

Bunter Bohnen-Salat mit Minze-Joghurt

125 g Cocktailtomaten
150 g Salatgurke
125 g weiße Bohnen (Dose)
6 Minzeblättchen
180 g Joghurt (3,5 % Fett)
30 g Schmand
1 TL Olivenöl
1-2 EL Zitronensaft
Salz und Pfeffer

Tomaten waschen und halbieren. Gurke schälen und in mundgerechte Würfel schneiden. Bohnen abseihen. Alles zusammen in eine Schüssel geben und mit Salz und Pfeffer würzen. Für das Dressing Minzeblätter abbrausen und in feine Streifen schneiden. Joghurt mit Schmand, Öl und Zitronensaft verrühren. Minze untermischen, mit Salz abschmecken und zum Bohnen-Gemüse geben.

1 Portion (625 g): 350 kcal, 15 g E, 19 g F, 27 g KH, 345 mg Kalzium

Warme Mahlzeit Zubereitungszeit 40 Minuten

Auberginen-Bolognese-Auflauf

½ Schalotte
½ Möhre
1 TL Olivenöl
100 g Hackfleisch
 (Rind/Schwein gemischt)
250 g passierte Tomaten
1 TL Tomatenmark
1 schwach gehäufter TL
 Oregano (getrocknet)
250 g Auberginen
 (am besten 1 ½ kleine
 Auberginen verwenden)
20 ml Milch (1,5% Fett)
30 g Erbsen
 (TK oder Konserve)
3-4 klein gezupfte
 Basilikumblättchen
40 g Gratinkäse

Den Backofen auf 250 °C (Grillstufe) vorheizen. Ein Back gitter mit Alufolie belegen. In der Zwischenzeit die Schalotte und die Möhre schälen. Schalotte fein schneiden. Möhre klein raspeln. Olivenöl in eine beschichtete Pfanne geben. Schalotte und Möhrenraspeln dazugeben und 3 Minuten dünsten. Hackfleisch zufügen und krümelig anbraten. Passierte Tomaten, Tomatenmark und Oregano dazugeben. Mit Salz und Pfeffer würzen. 10 Minuten bei niedriger Temperatur und gelegentlichem Umrühren köcheln lassen. Währenddessen Auberginen waschen und längs in dünne Scheiben schneiden. Von beiden Seiten salzen, auf dem Backgitter verteilen und 7 Minuten grillen, dann wenden und die andere Seite weitere 7 Minuten grillen. Auberginen herausnehmen und die Hitze auf 170 °C Umluft reduzieren. Milch, Erbsen und Basilikum in die Tomatensauce geben und weitere 5–7 Minuten einkochen lassen. Eine Auflaufform mit 2–3 Esslöffel der Bolognese bestreichen. Die Hälfte der Auberginenscheiben darauf verteilen und mit 3–4 Esslöffel Bolognese bestreichen. Darauf ein Drittel vom Käse streuen. Die restlichen Auberginen daraufschichten und mit der restlichen Bolognese bestreichen. Übrigen Käse darüberstreuen. Im Backofen 10 Minuten auf der mittleren Schiene gratinieren.

1 Portion (760 g): 550 kcal, 40 g E, 32 g F, 25 g KH, 415 mg Kalzium

Snack Zubereitungszeit 5 Minuten

Milchkaffee

150 ml Kaffee
150 ml Milch (3,5% Fett)

Genießen Sie nach der Hauptmahlzeit oder zwischendurch einen Milchkaffee. Statt Milchkaffee können Sie natürlich auch einen Cappuccino trinken.

1 Portion (250 ml): 99 kcal, 5 g E, 5 g F, 8 g KH, 180 mg Kalzium

3. Tag

Frühstück   *Zubereitungszeit 5 Minuten*

Erfrischender Erdbeer-Vanille-Shake

150 g Erdbeeren (TK)
150 ml Milch (3,5 % Fett)
100 ml Buttermilch
1 TL Honig
1 TL Mandelmus
1/3 TL gemahlene Vanille
30 g (1 EL) Magerquark

Erdbeeren antauen, in den Mixer geben und pürieren. Milch, Buttermilch, Honig, Mandelmus und gemahlene Vanille zum Erdbeermus geben und zusammen auf höchster Stufe 30 Sekunden pürieren. Zum Schluss den Quark untermixen.

1 Portion (445 g): 255 kcal, 16 g E, 9 g F, 25 g KH, 385 mg Kalzium

Kalte Mahlzeit   *Zubereitungszeit 15 Minuten*

Rote-Bete-Salat mit Thunfischsauce

50 g Rucola
100 g Rote Bete
  (gekocht, vakuumiert)
80 g Bratenaufschnitt
70 g Thunfisch
  (im eigenen Saft)
60 g Frischkäse
  (45 % Fett i.Tr.)
1 EL Zitronensaft
1 TL Kapern aus dem Glas
20 g Parmesan
Salz und Pfeffer

Rucola waschen und auf einem flachen Teller verteilen. Rote Bete waschen und in dünne Scheiben hobeln oder schneiden. Rote-Bete- und Bratenscheiben fächerartig auf dem Rucola-Bett anrichten. Thunfisch, Frischkäse und Zitronensaft in einen Mixer geben und pürieren. Mit Salz und Pfeffer abschmecken und über den Salat gießen. Kapern darauf verteilen und den Parmesan darüberhobeln.

1 Portion (385 g): 520 kcal, 43 g E, 34 g F, 11 g KH, 420 mg Kalzium

Warme Mahlzeit _Zubereitungszeit 25 Minuten_

Tomaten-Käse-Clafoutis mit Salat

150 g Cocktailtomaten
1 Ei
50 ml Milch (3,5 % Fett)
4 TL Olivenöl
25 g Ricotta (oder Quark)
15 g Mehl
25 g geriebener Parmesan
5 Basilikumblättchen
1 Thymianzweig
½ Rosmarinzweig
1 Kopf Romanasalat
½ rote Zwiebel
1–2 EL Balsamicoessig hell
1 TL Senf
1 TL italienische Kräuter (TK)
Salz und Pfeffer

Den Backofen auf 180 °C (160 °C Umluft) vorheizen. Tomaten waschen, halbieren und in einer kleinen Auflaufform (Ø 18–20 Zentimeter) verteilen. Das Ei trennen. Eiweiß mit einer Prise Salz steif schlagen. Eigelb mit Milch und 1 Teelöffel Öl und zu einer homogenen Masse verquirlen. Ricotta unterrühren, dann Mehl und ¾ des Parmesans beimengen und verrühren. Kräuter waschen, fein hacken und in die Ei-Käse-Masse geben. Mit Salz und Pfeffer abschmecken. Eischnee vorsichtig unter die Ei-Käse-Masse heben und über die Tomaten gießen. Mit dem restlichen Käse bestreuen und im Backofen 25 Minuten auf mittlerer Schiene backen. Salat waschen und klein zupfen. Zwiebel häuten, in feine Ringe schneiden und zum Salat geben. Für das Dressing Essig, eine Prise Salz, Senf, TK-Kräuter und 3 Teelöffel Öl in ein Schraubglas oder einen Vinaigrette-Shaker geben, kräftig schütteln und über den Salat gießen. Salat nach Geschmack mit Salz und Pfeffer würzen.

1 Portion (480 g): 505 kcal, 23 g E, 37 g F, 21 g KH, 540 mg Kalzium

Snack _Zubereitungszeit 5–7 Minuten_

Kohlrabi im Schinken-Frischkäse-Wickel

1 Scheibe (30 g) gekochter
  Schinken
30 g Frischkäse
  (45 % Fett i. Tr.)
2–3 TL Kresse
50 g Kohlrabi

Schinken halbieren, jede Hälfte mit Frischkäse bestreichen und mit Kresse bestreuen. Kohlrabi schälen, zwei 2 Zentimeter dicke Streifen abschneiden, auf den Frischkäse-Schinken legen und einwickeln.

1 Portion (115 g): 110 kcal, 13 g E, 5 g F, 3 g KH, 70 mg Kalzium

4. Tag

Frühstück Zubereitungszeit 5–7 Minuten

Brotfrühstück mit Frischkäse & Cappuccino

1 Strauchtomate
1 EL körniger Frischkäse
   (Magerstufe)
2 Scheiben Vollkornbrot
   (à 25 g)
1 TL Schnittlauchröllchen
1 EL Frischkäse
   (Rahmstufe)
1 dünne Scheibe Gouda
   45 % Fett i.Tr.)
1/2 Salatgurke
Salz und Pfeffer

Tomate waschen, die Kerne entfernen und das Frucht-fleisch sehr fein würfeln. Mit dem körnigen Frischkäse vermischen und mit Salz und Pfeffer würzen. Eine Brot-scheibe mit dem körnigen Tomatenkäse bestreichen und mit Schnittlauch bestreuen. Die andere Scheibe mit Frisch-käse bestreichen und mit Käse belegen. Dazu essen Sie die in Scheiben geschnittene Salatgurke.

1 Portion (350 g): 320 kcal, 20 g E, 14 g F, 28 g KH, 385 mg Kalzium

Kalte Mahlzeit Zubereitungszeit 15 Minuten

Räucherlachs auf Apfel-Fenchel-Salat

150 g Fenchel
100 g säuerlicher Apfel
Saft von 1/2 Zitrone
50 g Schmand
100 g Joghurt (3,5 % Fett)
1 TL Honig
2 TL Meerrettich
100 g Räucherlachs
   in Scheiben
Salz

Fenchel waschen und in feine Scheiben hobeln. Apfel schälen, vierteln und vom Kerngehäuse befreien. Ein Apfelviertel reiben und sofort mit Zitronensaft beträufeln. Den restlichen Apfel in sehr dünne Scheiben schneiden, zum Fenchel geben und mit Zitronensaft beträufeln. Für das Dressing den geriebenen Apfel mit Schmand, Joghurt, Honig und Meerrettich verrühren. Mit Zitronensaft und Salz abschmecken. Das Dressing zum Fenchel-Apfelsalat geben, gut vermischen und auf einem Teller anrichten. Die Räucherlachsscheiben darauflegen.

1 Portion (505 g): 410 kcal, 28 g E, 21 g F, 25 g KH, 365 mg Kalzium

Warme Mahlzeit Zubereitungszeit 25 Minuten

Lauch-Käse-Frittata

2 Stangen Lauch
½ Zucchino
1 TL Olivenöl
2 Eier
2 EL Milch
1 EL Ricotta
15 g geriebener Parmesan
4–6 frische Salbeiblätter
1 TL Butter
Salz und Pfeffer

Vom Lauch das grüne Ende und den Wurzelansatz abschneiden. Die Stangen in feine Ringe schneiden, in eine Schüssel geben und waschen, dann absieben. Zucchino waschen, erst in Scheiben und diese dann in schmale Streifen schneiden. Öl in einer beschichteten Pfanne erhitzen. Lauchringe und Zucchinostreifen darin bei mittlerer Temperatur unter ständigem Wenden 6–8 Minuten anbraten. Die Eier mit der Milch, dem Ricotta, dem Parmesan sowie Salz und Pfeffer verquirlen. Salbeiblätter waschen und in sehr dünne Streifen schneiden. Zu den Eier-Käse-Mischung geben. Butter in einer kleinen, beschichteten Pfanne zerlassen. Lauch-Zucchinogemüse darin gleichmäßig verteilen. Das Ei-Käse-Gemisch darübergießen und glattstreichen. Die Frittata bei geringer Hitzezufuhr und geschlossenem Deckel etwa 5–7 Minuten stocken lassen. Dann wenden. Dafür die Frittata auf einen flachen Teller stürzen und wieder in die Pfanne gleiten lassen. Weitere 5 Minuten garen.

1 Portion (420 g): 430 kcal, 28 g E, 32 g F, 8 g KH, 540 mg Kalzium

Snack Zubereitungszeit 5–10 Minuten

Aprikosen mit Zimtsahne

2 Aprikosen
40 g Sahne
½ TL Zimt

Aprikosen waschen, halbieren und entkernen. Sahne steif schlagen. Zimt einrieseln lassen. Sahnehäubchen auf die Aprikosen setzen.

1 Portion (140 g): 155 kcal, 2 g E, 12 g F, 10 g KH, 50 mg Kalzium

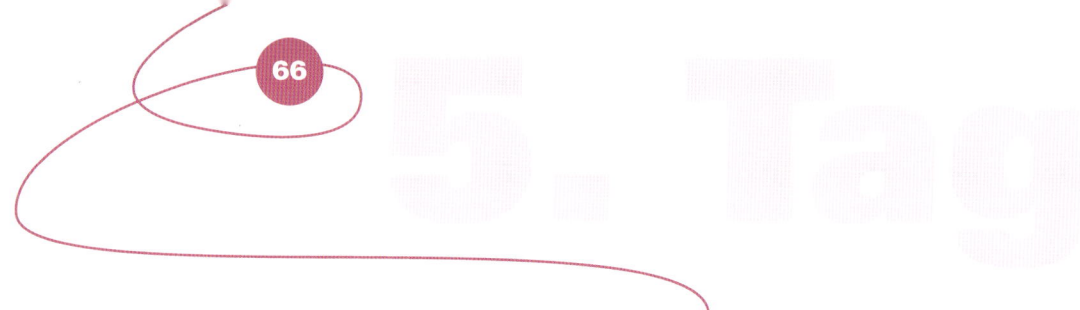

Frühstück Zubereitungszeit 10 Minuten

Früchte-Joghotta mit Nussmüsli & Espresso macchiato

1 TL gehackte Haselnüsse
1 TL gehackte Mandeln
1 TL Kokosraspeln
1 TL Honig
40 g Ricotta
125 g Joghurt (3,5 % Fett)
½ Apfel
1 TL Zitronensaft
⅓ TL Zimt
50 g Erdbeeren bzw. frisches
   Obst der Saison

Nüsse und Kokosraspeln in einer beschichteten Pfanne bei niedriger Hitzezufuhr rösten. Kurz bevor sie bräunen, den Honig dazugeben, gut verrühren, dann sofort von der Herdplatte nehmen und abkühlen lassen. Ricotta und Joghurt verrühren. Apfel schälen, halbieren, vom Kerngehäuse befreien und das Fruchtfleisch fein reiben. Mit Zitronensaft beträufeln, mit Zimt abschmecken und unter die Joghurt-Creme rühren. Erdbeeren waschen, klein würfeln und mit den Nüssen über dem Joghotta verteilen.

1 Portion (345 g): 320 kcal, 11 g E, 20 g F, 24 g KH, 410 mg Kalzium

Kalte Mahlzeit Zubereitungszeit 10 Minuten

Exotisches Mozzarella-Puten-Carpaccio

40 g Feldsalat
100 g Mozzarella
150 g Mango
   (geschält gewogen)
80 g Putenbrust-Aufschnitt
2 EL Balsamicoessig (hell)
1 EL Orangensaft
1 EL Sahne
½ TL Senf
⅓ TL Currypulver scharf
½ TL Honig
1 EL Rapsöl
Salz

Feldsalat waschen und auf einem flachen Teller verteilen. Mozzarella in sehr dünne Scheiben schneiden. Mango schälen und ebenfalls in dünne Scheiben schneiden. Putenbrust, Mozzarella und Mango fächerartig auf dem Feldsalat verteilen. Für das Dressing Salz, Essig, Orangensaft, Sahne, Senf, Curry, Honig und Rapsöl in ein Schraubglas oder in einen Vinaigrette-Shaker geben und kräftig schütteln. Dressing über das Carpaccio verteilen.

1 Portion (420 g): 550 kcal, 39 g E, 32 g F, 26 g KH, 400 mg Kalzium

Warme Mahlzeit   Zubereitungszeit 20 Minuten

Gebratener Kabeljau mit Buttermöhren

200 g Möhren
1 TL Butter
180 g Kabeljau
Etwas Zitronensaft
1 EL Mehl
2 TL Rapsöl
75 g Schmand
100 g Joghurt (1,5 % Fett)
2 TL mittelscharfer Senf
   (z. B. Dijon-Senf)
1 ½ TL Honig
2 TL TK-Kräuter (Schnitt-
   lauch, Petersilie, Dill)
Salz und Pfeffer

Möhren schälen und in dünne Scheiben schneiden. Butter in einer beschichteten Pfanne zerlassen, Möhren hineingeben, mit Salz und Pfeffer würzen und 10–12 Minuten bei niedriger Hitzezufuhr dünsten. Zwischendurch etwas Wasser angießen. Den Fisch kalt abbrausen, trocken tupfen, beidseitig mit etwas Zitronensaft beträufeln, salzen und mit dem Mehl bestäuben. Rapsöl in einer Pfanne erhitzen und den Fisch darin von beiden Seiten in 7–10 Minuten goldgelb braten. Für den Dip Schmand mit Joghurt verrühren. Senf, 1 Teelöffel Honig und etwas Salz zugeben und gut vermischen. 2 Minuten vor dem Ende der Garzeit den restlichen Honig und die Kräuter zu den Möhren geben und fertig dünsten. Fisch mit Möhren auf einem Teller anrichten und mit Schmand-Senf-Dip servieren.

1 Portion (410 g): 540 kcal, 40 g E, 31 g F, 24 g KH, 335 mg Kalzium

Snack   Zubereitungszeit 5-7 Minuten

Cremequark mit Himbeeren und Schoko

100 g Magerquark
2 EL Mineralwasser
⅓ TL gemahlene Vanille
100 g frische Himbeeren
   (oder TK)
1 TL Zartbitter-
   Schokoraspel

Quark mit Wasser und der gemahlenen Vanille cremig rühren. Himbeeren kurz unter kaltem Wasser abbrausen, und zum Quark geben. Schokoraspeln darüberstreuen.

1 Portion (225 g): 135 kcal, 15 g E, 2 g F, 11 g KH, 170 mg Kalzium

6. Tag

Frühstück   Zubereitungszeit 10 Minuten

Rührei mit Ziegenfrischkäse & Cappuccino

25 g Ziegenkäserolle
   (45% Fett i. Tr.)
2 Eier
1 EL Mineralwasser
1 EL Milch
2 TL Schnittlauchröllchen
120 g Cocktailtomaten
1 TL Olivenöl
Salz und Pfeffer

Ziegenkäse von der Rinde befreien und klein schneiden. Die Eier mit Wasser, Milch und Schnittlauch verquirlen. Ziegenkäsewürfel dazugeben. Mit Salz und Pfeffer würzen. Tomaten waschen und halbieren. Öl in einer Pfanne erhitzen. Tomaten darin 1 Minute schwenken, dann die Eimasse eingießen, kurz stocken lassen und alles miteinander verrühren. Mit Salz und Pfeffer abschmecken.

1 Portion (370 g): 350 kcal, 24 g E, 24 g F, 10 g KH, 320 mg Kalzium

Kalte Mahlzeit   Zubereitungszeit 20 Minuten

Melonen-Mozzarella-Salat

200 g Galia- oder Honig-
   melone
125 g Mozzarella-Mini-
   Kugeln
3 Scheiben Parmaschinken
3 Zweige Thymian
1/3 einer roten Chilischote
5 g Pinienkerne
2 TL Olivenöl
1/2 TL Honig
1-2 EL Zitronensaft

Aus dem Melonen-Fruchtfleisch mit einem Kugelausstecher Bällchen ausstechen. Mozzarella abgießen. Schinkenscheiben vierteln. Beides zu den Melonenbällchen geben. Thymian abzupfen. Chili waschen, der Länge nach aufschlitzen, Samen herauskratzen und quer in feine Ringe schneiden. In einer beschichteten Pfanne die Pinienkerne anrösten und herausnehmen. Dann das Öl erhitzen. Thymianblättchen und Chili dazugeben, kurz anschwitzen und mit dem Honig ablöschen. Pfanne sofort von der Herdplatte nehmen und kurz abkühlen lassen. Thymian-Chili-Öl in eine kleine Schale gießen, den Zitronensaft zugeben, gut verrühren und über den Salat gießen.

1 Portion (390 g): 545 kcal, 33 g E, 38 g F, 17 g KH, 535 mg Kalzium

Warme Mahlzeit   Zubereitungszeit 20 Minuten

Gemüse-Puten-Spieße mit Kräuter-Quark

100 g Putenbrust
150 g Aubergine
150 g rote Paprika
60 g Champignons
3 TL Olivenöl
½ TL Sambal Oelek
60 g Schmand
125 g Magerquark
1 EL Gewürzgurkenwasser
1 EL Zitronensaft
1 kleine Knoblauchzehe
3 EL Kräuter (frisch oder
   TK, z. B. Schnittlauch,
   Petersilie, Basilikum)
Kräutersalz
Salz und Pfeffer

Backofen auf 200 °C (180 °C Umluft) vorheizen. Ein Backblech mit Alufolie auslegen. Putenbrust kalt abbrausen, trocken tupfen und in 3 Zentimeter große Medaillons schneiden. Aubergine und Paprika waschen, Paprika von den Samen befreien. Alles in mundgerechte Stücke schneiden. Champignons putzen und gegebenenfalls halbieren. Für die Marinade 2 Teelöffel Olivenöl mit Sambal Oelek vermischen. Das Gemüse und die Medaillons abwechselnd aufspießen, mit der Marinade bestreichen, mit Salz und Pfeffer würzen und im Backofen (mittlere Schiene) 15–20 Minuten backen, dabei zwischendurch die Spieße immer wieder wenden. Für den Dip Schmand, Magerquark und 1 Teelöffel Öl mit dem Gewürzgurkenwasser und dem Zitronensaft verrühren. Knoblauchzehe abziehen und in den Dip pressen. Die Kräuter hinzufügen und mit Kräutersalz abschmecken.

1 Portion (680 g): 540 kcal, 49 g E, 27 g F, 24 g KH, 395 mg Kalzium

Snack   Zubereitungszeit 7–10 Minuten

Mango-Lassi mit Zitronenmelisse

60 g reife Mango
   (geschält gewogen)
80 g Joghurt (3,5 % Fett)
3–4 Blätter Zitronen-
   melisse
100 ml Mineralwasser

Mangofruchtfleisch mit dem Joghurt und der Zitronenmelisse in einen Mixer geben und pürieren. Mit Mineralwasser auffüllen.

1 Portion (240 g): 89 kcal, 3 g E, 3 g F, 11 g KH, 115 mg Kalzium

7. Tag

Frühstück *Zubereitungszeit 10 Minuten*

Nordseefrühstück & Cappuccino

4 Chicoréeblätter
50 g Hüttenkäse (mager)
50 g Magerquark
1 TL frische Dillspitzen
70 g Avocado
  (geschält gewogen)
1 EL Zitronensaft
75 g Nordseekrabben

Chicoréeblätter waschen. Hüttenkäse mit Quark und Dill verrühren. Avocado schälen, in 1 Zentimeter dicke Würfel schneiden und mit Zitronensaft beträufeln. Krabben abtropfen und zusammen mit den Avocadowürfeln in den Quark rühren. Mit Salz und Pfeffer abschmecken. Chicoréeblätter mit dem Krabben-Avocado-Quark füllen.

1 Portion (395 g): 355 kcal, 33 g E, 20 g F, 11 g KH, 300 mg Kalzium

Kalte Mahlzeit *Zubereitungszeit 10 Minuten*

Wurst-Apfel-Salat

100 g Lyoner (in Scheiben)
1 Scheibe Gouda
  (45 % Fett i. Tr.)
80 g Gewürzgurken
30 g Zwiebel
70 g säuerlicher Apfel
  (geschält gewogen)
50 g Schmand
50 g Joghurt (1,5 % Fett)
2–3 EL Gurkenwasser
Salz

Lyoner, Gouda und Gewürzgurken in dünne Streifen schneiden. Zwiebel abziehen und in feine Ringe schneiden. Den Apfel schälen, vom Kerngehäuse befreien und das Fruchtfleisch in Stifte schneiden. Alles zusammen in eine Schüssel geben. Schmand mit Joghurt und Gewürzgurkenwasser verrühren. Mit Salz abschmecken und zum Salat geben. Gut verrühren und vor dem Servieren 10 Minuten durchziehen lassen.

1 Portion (440 g): 545 kcal, 24 g E, 43 g F, 15 g KH, 380 mg Kalzium.

Warme Mahlzeit   Zubereitungszeit 20 Minuten

Spinat-Schichtkäse-Kuchen

200 g Blattspinat (TK)
1 Ei
125 g Schichtkäse
  (20 % Fett i.Tr.)
3 EL Milch
10 g Mehl
20 g Gorgonzola
1 Prise Muskat
10 g geriebener Parmesan
Salz und Pfeffer
Etwas Butter zum Aus-
  fetten und etwas Mehl
  zum Ausstreuen der Form

Spinat auftauen. Backofen auf 175 °C (160 °C Umluft) vorheizen. Eine kleine Springform (Ø 20 Zentimeter) mit Butter einfetten und mit etwas Mehl ausstreuen. Das Ei trennen. Eiweiß mit einer Prise Salz steif schlagen. Das Eigelb mit Schichtkäse, Milch und Mehl verrühren. Den Gorgonzola zerbröckeln und untermischen. Spinat etwas ausdrücken und zu der Ei-Käse-Masse geben. Alles gut miteinander vermengen. Mit Salz, Pfeffer und etwas Muskat abschmecken. Zum Schluss den Eischnee vorsichtig unterheben. Die Masse in die vorbereitete Springform füllen und glatt streichen. Mit Parmesan bestreuen und 25–30 Minuten auf mittlerer Schiene backen.

1 Portion (410 g): 460 kcal, 35 g E, 29 g F, 14 g KH, 670 mg Kalzium

Snack   Zubereitungszeit 5 Minuten

Zartbitterschokolade & Kaffee mit Milch

20 g Zartbitterschokolade
  (70 % Kakaoanteil)
200 ml Kaffee
30 ml Milch (3,5 % Fett)

Genießen Sie die Zartbitterschokolade und einen frisch zubereiteten Kaffee mit Milch.

1 Portion (250 g): 125 kcal, 3 g E, 8 g F, 11 g KH, 50 mg Kalzium

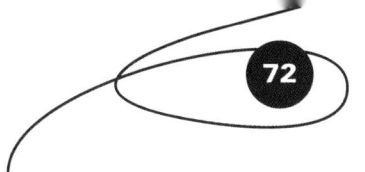

Nicht nur Milch trinken!

Milch ist flüssig, besteht zu 88 Prozent aus Wasser und trägt somit auch zur Flüssigkeitsbilanz bei. Dennoch sollten Sie Ihren Flüssigkeitsbedarf nicht ausschließlich über Milch decken, sondern auch über kalorienfreie Getränke wie Wasser, Tee oder Kaffee.

**Trinken ist wichtig –
füllen Sie sich täglich wieder auf**
*„Alles ist aus dem Wasser entsprungen!
Alles wird durch das Wasser erhalten!"*
Das sagte einst Johann Wolfgang von
Goethe und meinte, dass ein Leben ohne
Wasser nicht möglich ist. Der Mensch
besteht zu 70 Prozent daraus und dies
gilt es auch zu erhalten. Täglich verlieren
Sie insgesamt zirka zwei bis zweieinhalb
Liter Wasser über den Urin, den Schweiß,
die Lunge, die Haut und über den Stuhl.
Unter Belastung steigt der Verlust über
Schweiß und Lunge an. Diese Verluste
müssen täglich wieder aufgefüllt werden,
um den Wasserhaushalt in Balance zu
halten. Aber heißt das automatisch, dass
Sie auch zwei Liter pro Tag oder auch
noch mehr trinken müssen?

Die Antwort lautet ganz klar nein. Viele
Menschen glauben, sie müssten sich
„übertrinken", um ihrem Körper etwas
Gutes zu tun, und überfluten ihn täglich
mit drei bis vier Litern Flüssigkeit. Da
bekanntlich die Dosis das Gift macht,
kann natürlich auch zu viel Trinken ge-
fährlich sein. Besonders dann, wenn Sie
salzarm essen und dazu literweise salz-
armes Wasser trinken. Der damit ver-
bundene permanente Harndrang ist
nicht nur nervig, sondern führt zu einem
Wasserverlust sowie zur Ausscheidung
von Natrium. Folgen dieses Salzmangels
sind Salzhunger, Schwindel, Krämpfe bis
hin zu Hirnschäden. Bei Extremsportlern
sind solche Wasservergiftungen durchaus bekannt.

Wie viel ist genug?
Die Deutsche Gesellschaft für Ernährung
empfiehlt eineinhalb Liter Flüssigkeit pro
Tag aufzunehmen. Bei sportlicher Betätigung darf es mehr sein. Die Rechnung ist
ganz einfach: Die benötigten zweieinhalb
Liter, die täglich ausgeschieden werden,
müssen nicht nur durch Trinken ausgegli-
chen werden. Man kann sie auch essen,
und zwar in Form von Gemüse oder Obst.
Diese bestehen mindestens zu 80 Prozent aus dem flüssigen Lebenselixier.

Auch Quark, Joghurt, Fisch und Fleisch
tragen zur Wasserversorgung bei. Wer
sich gesund und ausgewogen ernährt,
nimmt zirka einen Liter Wasser über
solche Lebensmittel auf. Außerdem
entstehen 360 Milliliter Wasser durch
chemische Reaktionen bei der Verdauung im Körper. Damit wären wir bei fast
1,4 Litern. Bleiben also noch 1,1 Liter zu
trinken übrig. Und wer auf Nummer sicher gehen will, trinkt 400 Milliliter mehr,
damit wären wir bei den eineinhalb Liter
Flüssigkeit, also der von der Fachgesell-
schaft empfohlenen Menge.

Wassertrinker essen weniger!
Haben Sie sich öfter mal gefragt, ob
an der These „Ein Glas Wasser vor der
Mahlzeit sättigt" etwas dran ist? Es
scheint tatsächlich zu stimmen, so die
Ergebnisse einer neuen Studie. In diesem Experiment hatten 48 übergewichtige Probanden die Aufgabe, alle die
gleiche kalorienreduzierte Diät zu befol-
gen, nur mit dem Unterschied, dass eine
Gruppe 30 Minuten vor jeder Mahlzeit
500 Milliliter Wasser trinken musste,
während die andere keine Flüssigkeit
vorab bekam.

Ergebnis: Die Wassertrinker verloren in
12 Wochen zwei Kilogramm mehr Gewicht als die Nicht-Wasser-Trinker. Das
stimmt auch mit dem Ergebnis einer
großen Beobachtungsstudie überein:
Personen, die eineinhalb Liter Wasser
tranken, vertilgten fast 200 Kilokalorien
weniger pro Tag. Wassertrinker waren
aber auch diejenigen, die mehr Gemüse
und Obst konsumierten. Forscher vermuten mehrere Gründe für diesen
„Wasser-abnehm-Effekt":
1. Die bessere kurzfristige Sättigung
   reduziert die Nahrungsaufnahme.

2. Wassertrinken erhöht den Energieum-
   satz, so das Ergebnis einer deutschen
   Studie der Charité in Berlin. In diesem
   Experiment führte das Trinken von
   500 Milliliter im Vergleich zu 50 Milliliter Wasser zu einem Anstieg des Ener-
   gieverbrauchs von 50 Kilokalorien. Auf
   das Jahr hochgerechnet dürften Sie
   sich, nur durch das Mehrtrinken von
   500 Milliliter Wasser, von etwa 2,6 Kilogramm Hüftspeck verabschieden.

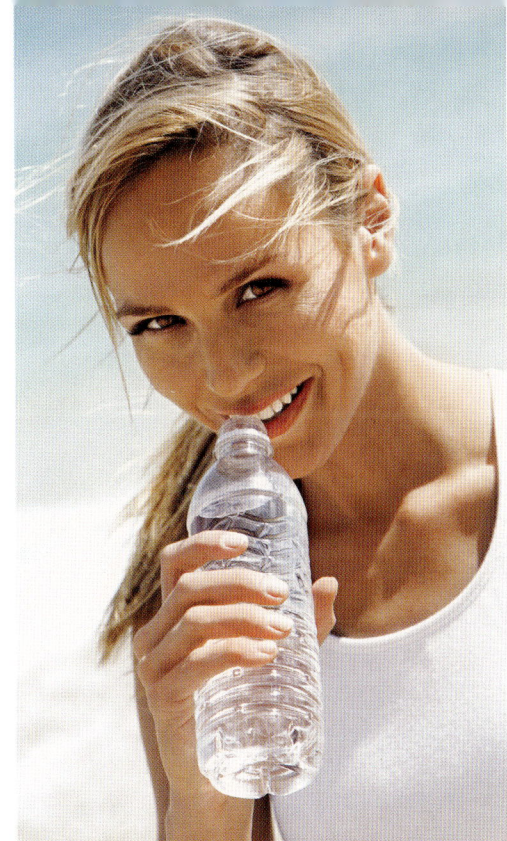

Trinken Sie eineinhalb Liter pro Tag. Bei körperlicher
Betätigung sollten es zwei bis zweieinhalb Liter
sein. Ein Glas Wasser vor den Mahlzeiten dämpft
den Heißhunger.

Achten Sie aber darauf, dass das Wasser kühl ist, denn ein Drittel des energieverbrauchenden Prozesses muss
der Körper beim Erwärmen des Was-
sers auf Körpertemperatur investieren.

Finden Sie Wasser einfach nur öde?
Bringen Sie fruchtigen Geschmack ins
Wasser.
1. Beeren, Kiwischeiben oder Orangenscheiben sowie frische Minzeblätter in
   eine Karaffe mit Wasser geben. Saft
   einer halben Limette hineinpressen.
   Das Obstwasser im Kühlschrank
   mindestens eine Stunde durchziehen
   lassen.
2. Im Sommer für noch mehr Frische
   mit Eiswürfeln servieren.

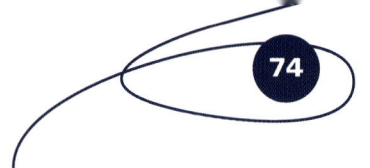

Dickmacher gezuckerte Getränke

Kalorienhaltige, gezuckerte Getränke sollten Sie meiden, denn sie machen dick – das ist Fakt. Überschüssige Kalorien, die in flüssiger Form aufgenommen werden, scheint der Körper nicht mit „weniger essen" bei einer späteren Mahlzeit zu verrechnen. Im Gegenteil, die mangelnde Sättigung durch die kalorienhaltige Flüssigkeit erhöht sogar die Kalorienaufnahme in den folgenden Mahlzeiten.

Außerdem haben Limonaden, Säfte & Co nur eine ausgesprochen geringe Verweildauer im Magen und führen auch nicht zu seiner nachhaltigen Dehnung. Entsprechend gering ist ihre Sättigungswirkung. Zu den getrunkenen Kalorien kommen also noch die Kalorien aus den festen Mahlzeiten dazu und am Ende vom Lied haben Sie mehr Energie aufgenommen, als Sie verbrennen.

Fruchtsaft: guter Ruf, schlechte Wirkung

Fruchtsäfte und Smoothies genießen nach Wasser den besten Ruf. Was soll an der ausgepressten Frucht auch ungesund sein? Eine ganze Menge. Sie enthält nicht nur viele Kalorien, sondern auch noch reichlich Fruchtzucker. Er regt nicht nur den Appetit an, sondern wirkt zusätzlich auch noch stärker fettbildend als Haushalts- oder Traubenzucker. Ein Glas Orangensaft zum Frühstück und eineinhalb Liter Apfelsaftschorle als Durstlöscher, natürlich alles ohne Zuckerzusatz, gehen mit fast 600 „sättigungsfreien" und zusätzlichen Kilokalorien in die Gesamtenergiebilanz ein. Statt Kilokalorien zu trinken, sollten Sie diese lieber essen. 600 Kilokalorien stecken z. B. in 400 Gramm mediterranem Gemüse mit 180 Gramm Ziegenkäse gratiniert oder 400 Gramm Salat mit 200 Gramm gebratenen Putenbruststreifen. Wenn das mal nicht satter macht.

Getränk	Portion in ml	Energiegehalt In kcal pro Portion	Zuckergehalt in g pro Portion	Entspricht Zuckerwürfeln in Stück
Apfelsaftschorle	300	75	17	6
Eistee	300	33–90	9–27	3–9
Fermentierte Limonade	300	63	14	5
Fruchtnektar	250	158	36	12
Joghurtdrink	250	110–200	16–33	5–11
Limonade (Cola)	300	153	31	10
Malzbier	300	166	33	11
Orangensaft	250	112	22	7
Smoothies	250	125–188	28–40	9–13
Wellnesswasser/ Wasser mit Geschmack	1.000	100–180	20–50	7–16

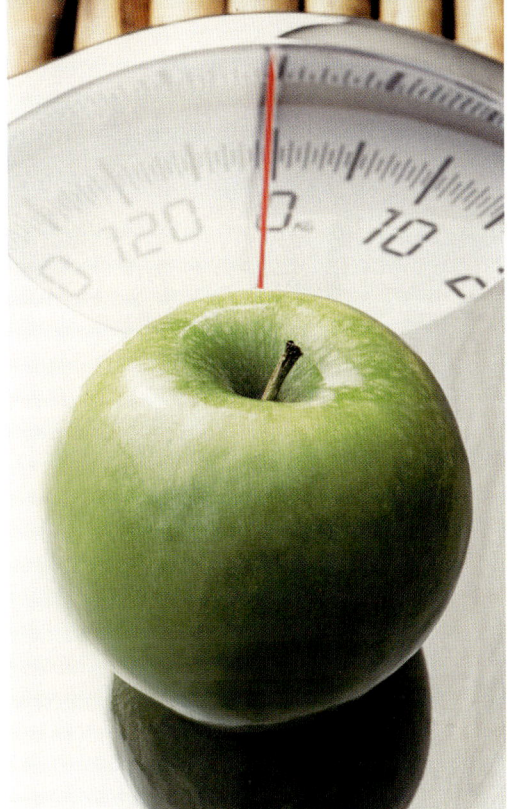

Ein Apfel sättigt mehr als ein Glas Apfelsaft.

Apfelsaft trinken oder Apfel essen?

Lieber einen Apfel essen statt Apfelsaft trinken ist die Empfehlung eines US-Forscherteams aus Pennsylvania. In ihrem Versuch haben Probanden vor dem Mittagessen einen Apfel, Apfelmus oder Apfelsaft zu sich genommen. Der Genuss eines Apfels vorweg hat am besten satt gemacht und beim Mittagessen eine Kalorieneinsparung von 15 Prozent bewirkt.

Besser Milch zum Frühstück als Orangensaft

Milch hat zwar geringfügig mehr Kalorien als Saft, aber es handelt sich um „sättigende" Kalorien, sodass der Genuss von Milch durch die gute sättigende Wirkung die Kalorienaufnahme im Zaum hält. Beim Vergleich der Sättigungswirkung von 600 Milliliter fettarmer Milch gegen 600 Milliliter Fruchtsaft zum Frühstück konnte sich die Milchgruppe über eine um 8,5 Prozent verminderte Kalorienaufnahme beim Frühstück freuen. Obwohl Milch auch flüssig ist, macht sie einfach satter als andere Getränke. Das darin enthaltene Molkenprotein löst eine schnelle Sättigung aus, während das Kasein für die lang anhaltende Sättigung sorgt. Außerdem ist Milch dickflüssiger als Fruchtsaft, was den Sättigungs-Effekt verstärkt.

Limonaden mit Süßstoff – eine Alternative?

Horrormeldungen wie „Süßstoffe machen dick" verunsichern den Verbraucher. Eine Studie an Mäusen erregte vor ein paar Jahren Aufsehen: Mäuse, die Joghurt mit Süßstoff futterten, fraßen deutlich mehr und nahmen folglich mehr Gewicht zu als jene, die zuckergesüßten Joghurt bekamen. Beim Menschen sind die Daten teils sehr widersprüchlich. Wissenschaftler ziehen das Fazit, dass die Beweislage nicht ausreicht bzw. überzeugend genug ist, um Süßstoffe als klare Dickmacher zu verteufeln. Richtig eingesetzt können sie durchaus nützlich sein. Allerdings sind sie nicht als Schlankheitsmittel zu verstehen, sondern vielmehr als „süße Hilfe", um die Energiezufuhr in Grenzen zu halten oder gar einen Energieüberschuss zu vermeiden. Süßstoffe machen jedoch dick, wenn sie zum Alibi werden. Wer also abends Cola light trinkt und die eingesparten Kalorien über die Tüte Chips wieder einführt, der braucht sich auch nicht über das zunehmende Hüftgold zu wundern.

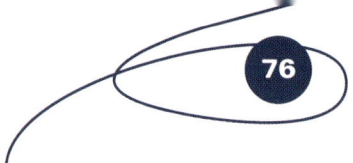
Was ist mit Kaffee?

Kaffee gehört natürlich in die Milchdiät. Einfacher können Sie Ihren Kalziumbedarf gar nicht decken als über einen leckeren Latte macchiato. Kaffee liegt voll im Trend – allerdings konnte sich dieses schmackhafte Modegetränk nicht immer solcher Beliebtheit erfreuen. Der Weg hin zum favorisierten Getränk der Deutschen war für unseren Kaffee beschwerlich. Aussagen wie „Kaffee fördert Diabetes" oder „Kaffee erhöht den Blutdruck" hinterlassen bis heute einen bitteren Nachgeschmack.

Aber vielleicht erinnern Sie sich auch an die Empfehlung, nach jeder Tasse Kaffee ein Glas Wasser zu trinken? Der Grund dieses gut gemeinten Rates lag in der Annahme, dass der Genuss von Kaffee die Nierentätigkeit ankurble und somit den Körper entwässere. Mit anderen Worten: Kaffeetrinken führt zum ständigen Aufsuchen eines bestimmten Örtchens! Doch was ist dran an dieser Aussage? Nur ein Gerücht! Kaffee kurbelt kurz nach seinem Genuss die Harnausscheidung an. Der Körper gleicht den Wasserverlust aber ganz geschickt über den Tag wieder aus. Somit geht Kaffee, wie auch schwarzer und grüner Tee, in die Flüssigkeitsbilanz mit ein.

Auf eines sollten Sie jedoch beim Kaffee- und Teegenuss verzichten – auf den Zucker. Übrigens – das in Kaffee und grünem Tee enthaltene Koffein und die speziell im grünen Tee reichlich vorkommenden Catechine erhöhen den Energieverbrauch und die Fettverbrennung. Dieser Effekt wurde in Studien meistens

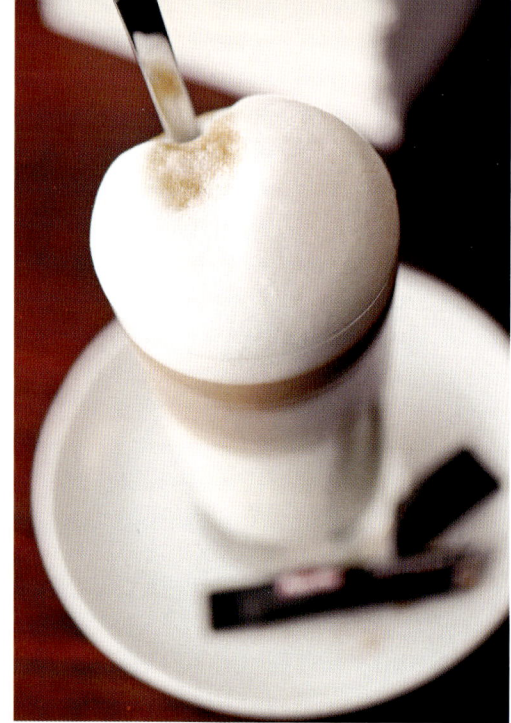

Gute Nachrichten: Ein Latte macchiato liefert wertvolles Kalzium.

durch Extrakte erreicht. Noch ist nicht ganz klar, wie viele Tassen Kaffee oder Tee man täglich trinken muss, um diesen Effekt zu erzielen.

Alkohol – in Maßen kein Problem für die Figur

Wissenschaftler, die sich der Fragestellung „Macht Alkohol dick?" gewidmet haben, bringen in neueren Studien überraschende Ergebnisse ans Tageslicht. Dass Alkohol in Maßen das Risiko für Herz-Kreislauf-Erkrankungen senkt, ist Ihnen sicherlich schon einmal zu Ohren gekommen. Dass aber ein moderater Alkoholkonsum von etwa einem Glas Rotwein pro Tag Männer, aber vor allem Frauen vor Übergewicht schützen soll, überrascht und erfreut zugleich. Alkohol liefert nach Fett die meisten Kalorien und er regt den Appetit an. Dennoch soll er sich nicht auf das Gewicht niederschlagen?

Den Hauptgrund sehen Forscher in der grundumsatzsteigernden Wirkung des Alkohols durch die Stimulierung von energieverbrauchenden Prozessen. Mit anderen Worten: Alkohol in Maßen bringt den Stoffwechsel ganz schön auf Touren.

Natürlich kommt die erfreuliche Nachricht nicht ohne großes ABER: Nur in Maßen ist Alkohol unproblematisch für das Gewicht. Wer es übertreibt und je nach Geschlecht (siehe Empfehlung unten) über 30 Gramm Alkohol pro Tag (entspricht drei Gläsern Wein à 100 Milliliter) trinkt, bleibt von unschönen Speckpolstern nicht verschont.

Hinzu kommt, dass Alkohol appetitanregend wirkt. Das hängt mit seiner blutzuckersenkenden Wirkung zusammen. Egal ob als Aperitif oder zur Mahlzeit getrunken, er verleitet zum Mehressen. Jetzt wissen Sie auch, warum Sie nachts, nach einem Fest oder einer Party mit reichlich Alkoholgenuss, noch den Kühlschrank plündern.

Es gibt noch ein weiteres großes ABER: Alkohol hemmt gleichzeitig die Fettverbrennung und den Fettabbau. Die nicht verbrannten Fettkalorien aus den Mahlzeiten werden dann vorzugsweise im Bauchbereich angesammelt. Und wer Bier, Wein oder andere Alkoholika über den Durst hinaus trinkt, muss damit rechnen, dass er den Gürtel weiter schnallen muss. Die Dosis macht wie immer das Gift. Wer zu viel Alkohol trinkt, also über 30 Gramm täglich, setzt sich wiederum einem erhöhten Risiko aus, dick zu werden.

Trink-Tipps!

Trinken Sie eineinhalb Liter kalorienfreie Getränke, damit gleichen Sie Ihre Flüssigkeitsbilanz wieder aus und kurbeln auch noch Ihren Energieverbrauch an. Bei sportlicher Betätigung sollten es je nach Intensität und Wetter zwei bis zweieinhalb Liter sein, um Schweißverluste auszugleichen.

Trinken Sie vor jeder Mahlzeit ein bis zwei Gläser Wasser, das sättigt und Sie werden automatisch weniger essen.

Meiden Sie Fruchtsäfte, Fruchtschorlen, Smoothies oder Limonaden – sie enthalten viel Energie sowie Zucker und regen Ihren Appetit an.

Trinken Sie zum Frühstück lieber Milch statt Fruchtsaft. Die Inhaltsstoffe der Milch sowie ihre Beschaffenheit bewirken eine bessere Sättigung.

Trinken Sie Kaffee und Tee ohne Zucker. Bevorzugen Sie vor allem grünen Tee, dieser kurbelt den Energieverbrauch an.

Mit Süßstoff gesüßte Getränke sind erlaubt, sollten aber nicht die einzige Getränkequelle darstellen.

Frauen sollten nicht mehr als 20 Gramm (zwei Gläser Wein à 100 Milliliter) und Männer nicht mehr als 30 Gramm (drei Gläser Wein à 100 Milliliter) Alkohol pro Tag trinken. Genießen Sie diesen am besten zu einer eiweißreichen Mahlzeit, um seinen appetitanregenden Effekt zu dämpfen. Vermeiden Sie Aperitife sowie Digestife.

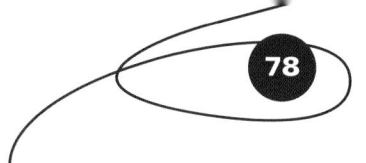

Sind Sie zuckersüchtig?

Süßes zu mögen und Süßes zu essen hatte zu anderen Zeiten unseres menschlichen Daseins auf Erden durchaus Vorteile – es schützte uns nämlich bei der Nahrungsbeschaffung davor, bittere, giftige Früchte zu essen. Süß Schmeckendes war sicher und somit ohne Nebenwirkungen genießbar.

Kinder mögen es besonders gerne süß. Bei vielen Menschen verschwindet diese Vorliebe jedoch im Erwachsenenalter. Bei anderen leider nicht. Ein süßes Schleckermäulchen zu sein ist sogar teilweise vererbbar. Es gibt also ein Naschkatzen-Gen, wie finnische Forscher herausgefunden haben. In ihrem Experiment konnten sie beweisen, dass Menschen, die dieses Nasch-Gen besitzen, häufiger Süßes verschmausen. Sie können im Prinzip gar nichts für ihre süße Vorliebe. Schuld sind nämlich ihre Vorfahren.

Die Lust auf Süßes wird aber auch durch andere Faktoren beeinflusst. Beispielsweise kann Schlafmangel die appetitregulierenden Hormone völlig außer Kontrolle bringen. Während das satt machende Hormon Leptin sinkt, steigt der Appetizer Ghrelin an. Diese Hormonsituation übermittelt dem Gehirn die Botschaft „Hunger". Leider fördert es weniger den Appetit auf gesundes Gemüse. Im Gegenteil: Das Gehirn fordert Zucker. Und den holt es sich, indem es das Begehren auf Süßes und Kalorienreiches anregt. Aber auch Stress, Frust und Kummer verändern das Essverhalten sowie die Hormone mit der Folge, dass das Verlangen nach Schokolade, Kuchen und Co zunimmt. Weiterhin können Fehlsteuerun-

gen im Gehirn den Appetit auf Zucker steigern. Das Gehirn besitzt einen „Glucose-Fühler", darüber reguliert es normalerweise exakt, wie viel Zucker es braucht. Wenn dieser Sensor jedoch defekt ist oder nicht sensibel genug misst, kann das die Lust auf Süßes enorm steigern.

Ein Ungleichgewicht von bestimmten Botenstoffen im Gehirn wird ebenfalls für den „süßen Zahn" verantwortlich gemacht. Serotonin, im Volksmund auch als „Glückshormon" bezeichnet, unterdrückt die Bildung von hungeranregenden Hormonen und sorgt für einen guten Gemütszustand. Die Bildung dieses Glückshormons ist abhängig von der Verfügbarkeit der Aminosäure Tryptophan. Liegt hier eine Verknappung vor, kann kein Serotonin gebildet werden. Schokolade & Co beherrschen dann wieder die Gedanken.

Es gibt auch noch einen viel einfacheren Grund, warum das Bedürfnis, ständig zu naschen, Sie quält. Möglicherweise haben Sie falsch gegessen und somit einen Teufelskreis in Gang gesetzt. Wenn Sie zu den Kohlenhydrat-Junkies gehören, deren Hauptmahlzeiten aus Brot, Kartoffeln, Nudeln, Reis und deren Snacks aus Kuchen, Keksen oder Schokolade bestehen, dann befinden Sie sich

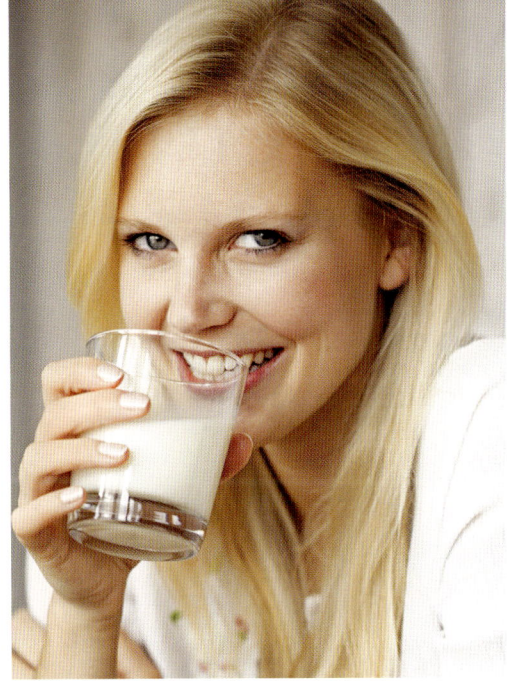

Milchtrinken vermindert die Lust auf Süßes und versorgt Ihren Organismus gleichzeitig mit gesunden Mineralstoffen.

wahrscheinlich in der selbst gebauten Zuckerfalle. Diese kohlenhydratreichen Lebensmittel lassen Ihren Blutzucker ganz schön Achterbahn fahren. Das ständige Auf und Ab erzeugt Heißhunger auf schnelle Energie – und die steckt in Brot, Kartoffeln und natürlich auch in Süßigkeiten. Wer also morgens schon süß anfängt, hört abends meist süß auf. Ferner ist die Macht der Gewohnheit auch ein Risikofaktor für dauernde süße Gelüste. Greifen Sie unter Stress automatisch zur Schokolade? Je öfter Sie das wiederholen, desto manifester wird dieses Verhaltensmuster. Sie trainieren sich also an unter Stress nach einem bestimmten Schema zu reagieren. Der Mensch ist eben ein Gewohnheitstier.

Immer mehr in das Interesse der Forschung rückt der Zusammenhang zwischen Kalzium- sowie Vitamin-D-Mangel und Süßhunger. Kalzium scheint direkt

die Lust auf Süßes zu unterdrücken. Vitamin D verbessert die Laune. Und gute Laune macht weniger Lust auf Süßes.

Fazit: Permanenter Süßhunger kann unterschiedliche Ursachen haben:
1. Vererbung des Naschkatzen-Gens
2. Hormonchaos durch Stress und Schlafmangel
3. Fehlsteuerung des Zuckerstoffwechsels im Gehirn
4. Verknappung von Tryptophan mit geringerer Serotoninbildung
5. Kohlenhydratreiche Ernährung
6. Macht der Gewohnheit – die Belohnung durch Süßes
7. Vitamin-D- und Kalziummangel

Die 13 besten Geheimwaffen gegen Süßhunger

1. Milch und Milchprodukte essen
Lange galt der vermehrte Konsum von Kohlenhydraten als der Schlüssel für die Serotoninbildung. Deswegen wurden Bananen und Schokolade empfohlen, da diese sowohl Tryptophan enthalten als auch Zucker, der wichtig ist, um das Tryptophan ins Gehirn zu schleusen. Neue Erkenntnisse zeigen, dass Tryptophan und neutrale Aminosäuren, die reichlich in Milch, vor allem in Molke, enthalten sind, die Serotoninkonzentration im Gehirn ebenso effektiv ankurbeln. Außerdem enthalten Milch und Milchprodukte Kalzium, etwas Vitamin D und wirken zudem appetithemmend. Auf diese Weise wirken Sie Ihrem Süßhunger vierfach entgegen.

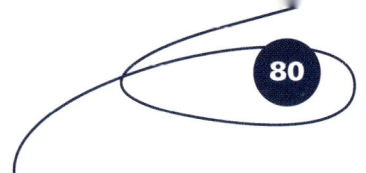
2. Sorgen Sie für ausreichend Schlaf

Gehen Sie früh genug schlafen, sorgen Sie für reichlich Sauerstoff im Schlafzimmer, meiden Sie schwere Mahlzeiten vor dem Zubettgehen und verzichten Sie auf anregende Speisen und Getränke.

3. Tanken Sie Sonne, trinken Sie Milch

Im Sommer sollten Sie sich täglich 10 bis 30 Minuten in der Sonne aufhalten. Dadurch bildet Ihr Organismus ausreichend das Anti-Stress-Hormon Vitamin D. Im Winter reicht die Kraft der Sonne leider nicht aus. Alle zwei Wochen zehn Minuten Solarium (nur mit UVB-Strahlung) stellt dann eine gute Alternative dar, um die Speicher aufzufüllen. Ein wenig Vitamin D können Sie auch über Milch bzw. Milchprodukte und fetten Fisch aufnehmen.

4. Bauen Sie Stress ab

Machen Sie regelmäßige Pausen bei der Arbeit, treiben Sie Sport, planen Sie Zeit für sich ein (siehe Seite 142 ff.).

5. Essen Sie eiweißreich

So stabilisieren Sie Ihren Blutzucker, meiden dadurch Heißhungerattacken und sind dabei auch noch lange satt.

6. Entwaffnen Sie Ihre Gewohnheiten

Gewohnheiten entstehen durch Wiederholung. Wenn Sie also in bestimmten Situationen immer das Gleiche tun, verankert sich das fest in Ihrem Verhalten. Sie können sich aber auch umtrainieren und so neue Gewohnheiten schaffen. Neue Verhaltensweisen gehen durch ständiges Wiederholen in Fleisch und Blut über – sie verankern sich so tief, dass wir sie nicht mehr bewusst wahrnehmen. Das braucht natürlich Zeit und Übung. Nehmen Sie sich z. B. beim nächsten drohenden Süßhunger vor, nicht gleich nach der Schokolade zu greifen, sondern das übliche Verhalten durch eine neue Handlung zu ersetzen. Genießen Sie stattdessen z. B. einen leckeren Latte macchiato, während Sie bei einem Lieblingslied entspannen. Wenn Sie dieses Ritual regelmäßig wiederholen, werden Sie bald Ihren Süßhunger mit Entspannung und Milchkaffee verbinden.

7. Riechen und schärfen Sie Ihren Süßhunger weg

Riechen und Essen von dunkler Schokolade (85 Prozent Kakao) reduziert den Appetit. Wobei der Effekt des Beschnupperns eine stärkere Wirkung auf das Absinken des Appetizer-Hormons Ghrelin hat.

Die scharfen Chilis haben es ebenfalls in sich. Ein scharfes Essen dämpft insbesondere die Gelüste auf weitere Kohlenhydrate. So bleibt Ihnen das Dessert erspart. Möglicherweise liegt der verminderte Appetit an den durch die Schärfe „betäubten" Geschmacksrezeptoren. Tipp für die perfekte Kombination: dunkle Schokolade mit Chili.

8. Bringen Sie mehr Flavour ins Essen

Der intensive Geruch und Geschmack von Aromen, speziell von Vanille, unterdrückt Gelüste.

Tipp: Trinken Sie mit Vanille aromatisierten Tee oder geben Sie etwas gemahlene Vanille in Ihren Quark.

9. Kauen Sie Kaugummi
Wer Kaugummi kaut, baut Stress ab und
hat weniger Appetit, so die Forschungsergebnisse. Greifen Sie am besten zu
den Sorten mit Chili- oder Vanillege-
schmack.

10. Machen Sie eine blaue Pause
Aus der Farbenpsychologie wissen wir,
dass Farben bestimmte Gefühle auslösen.
So hat man herausgefunden, dass einem
bei der Farbe Blau der Appetit vergeht.
Stellen Sie sich mal blaue Äpfel oder
blaues Fleisch vor. Sicherlich läuft es
Ihnen gerade eiskalt den Rücken herunter.
Kein Wunder, dass blaue Gummibärchen
es nie zum Erfolg geschafft haben.

Tipp: Wenn Sie keinen Apfel da haben,
den Sie blau anmalen können, dann be-
sorgen Sie sich einfach eine blaue Karte,
auf die Sie in Notsituationen starren können, streichen Sie Ihre Küche himmel-
farben oder essen Sie aus einem blauen
Teller. Blau wirkt nicht nur appetithemmend, sondern auch noch beruhigend.

11. Zähne putzen
Sie haben das Verlangen nach Schokolade? Gehen Sie Ihre Zähne putzen und
schauen Sie dann, ob Ihnen die Schokolade noch mundet.

12. Erlauben erlauben
Und zu guter Letzt: Bringen Sie sich das
Erlauben bei. Verbotsstrategien nach
dem Motto „Ich will abnehmen und darf
in den nächsten Wochen keine Schoko-
lade anfassen" klappen garantiert nicht.
Es ist schließlich kein Geheimnis, dass
Verbotenes reizvoll ist.

Tipp: Erlauben Sie sich zu naschen.
Gehen Sie es nur richtig an: Füllen Sie
eine Dose mit sieben Süßigkeiten, z. B.
drei Riegel Schokolade, ein kleines Päckchen Gummibärchen etc. Stecken Sie
alles hinein, was Sie mögen. Diese Ra-
tion soll Ihnen für eine Woche reichen.
Wenn Sie beim ersten Durchlauf bereits
nach einem Tag alles verfuttert haben,
dann versuchen Sie sich beim zweiten
Durchgang die Schokolade bewusst auf-
zuteilen. So sind auch kleine Sünden zwischendurch erlaubt und machen Ihnen
das Leben leichter.

Zuckerarme Anti-Süßhunger-waffen auf Milchbasis
Vanillejoghurt mit Schokoflocken
150 Gramm Joghurt mit ein bis zwei
Messerspitzen gemahlener Vanille vermischen und einem Teelöffel Schokoflocken bestreuen.

Tipp: Wer es scharf mag – einfach
ein paar Chiliflocken oder Chiligewürz
hineingeben.

Heißer Kakao mit Sahne
Zehn Gramm Mandel- oder Haselnuss-
mus in einem Topf mit zwei Esslöffel
Milch bei geringer Hitze glatt rühren.
Zwei Teelöffel dunkles Kakaopulver,
einen schwach gehäuften Teelöffel
Puderzucker, ein bis zwei Messerspitzen
gemahlene Vanille hinzufügen und gut
verrühren. Dann 150 Milliliter Milch
(1,5 Prozent Fett) unter Rühren eingießen und erwärmen (nicht kochen!).
Genießen Sie den Kakao mit einem
Klecks ungezuckerter Sahne.

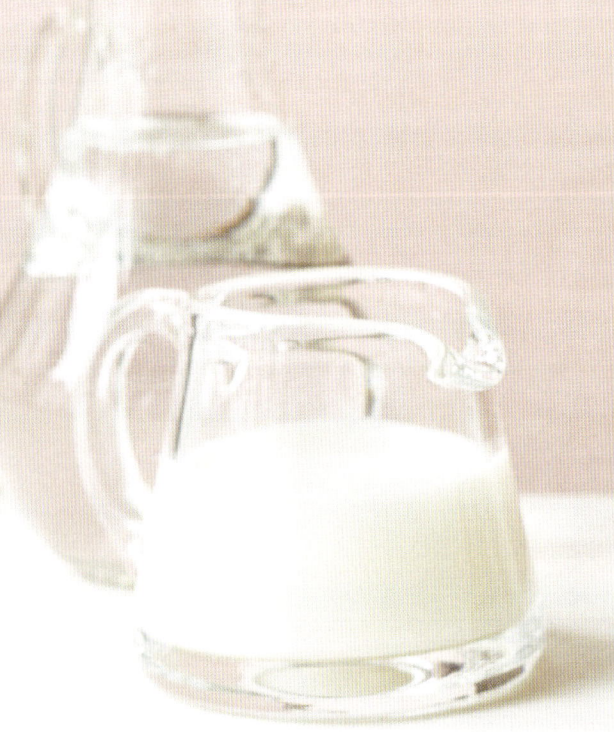

Rezepte

Entdecken Sie im großen Rezeptteil neue Kombinations-
möglichkeiten fürs Frühstück, den Lunch und kleine Snacks
bis hin zum Abendessen. Alle Rezepte sind so optimiert,
dass Sie bei jeder beliebigen Kombination täglich maximal
1.600 Kilokalorien, mindestens 1.000 Milligramm Kalzium
und weniger als 100 Gramm Kohlenhydrate essen.

Alle Rezepte sind für eine Person berechnet!
Bis auf Frühstück, Shakes und Snacks werden alle
Gerichte als Hauptmahlzeit gezählt, auch die hier
vorgestellten Suppen und Salate.

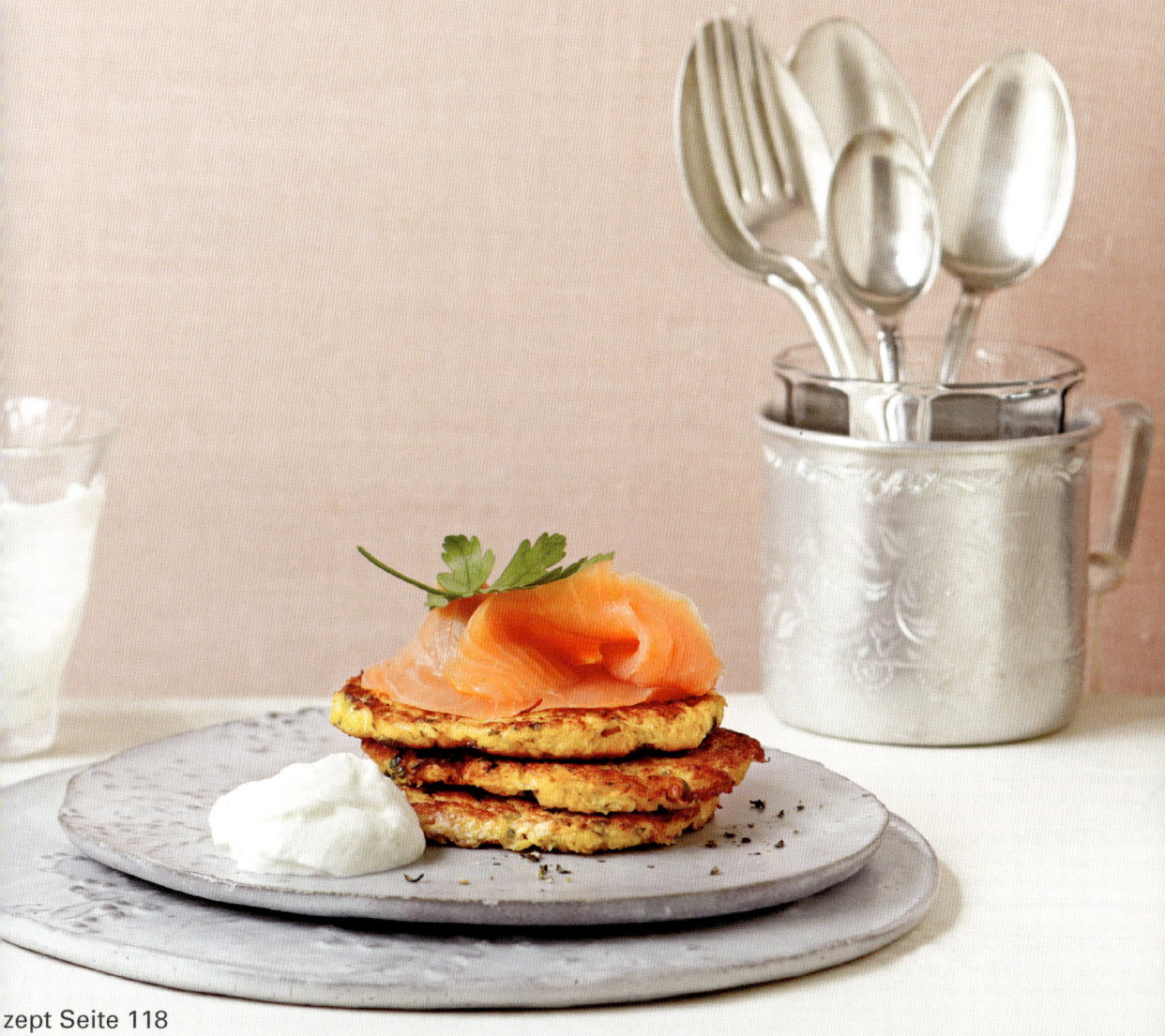

zept Seite 118

Exotischer Obstgenuss à la Crème

15 g Kokosraspeln

2 Aprikosen

60 g Mangofruchtfleisch
(geschält gewogen)

150 g Quark
(Viertelfettstufe)

100 ml Buttermilch

Zitronenmelisse

Zubereitungszeit:
15 Minuten

1 Kokosraspeln mit Wasser bedecken und 5 Minuten einweichen.

2 Aprikosen über Kreuz einritzen und mit heißem Wasser überbrühen. Anschließend mit kaltem Wasser abschrecken, häuten, entkernen und in Stücke schneiden.

3 Mango schälen und klein schneiden. Früchte vermischen und mit Kokosraspeln, Quark und Buttermilch pürieren. Abschließend mit Zitronenmelisse garnieren.

1 Portion (420 g): 300 kcal, 23 g E, 10 g F, 27 g KH, 320 mg Kalzium

Zimt-Ricotta auf Orangen-Carpaccio

Foto rechts

1 TL Pistazien

1 kleine Orange (Bio)

125 g Ricotta

75 g Joghurt (1,5 % Fett)

1 EL Orangensaft

½ TL Zimt

Zubereitungszeit:
10 Minuten

1 Pistazien ohne Fett in einer Pfanne anrösten, anschließend klein hacken.

2 Orange heiß abwaschen, trocken tupfen und so viel von der Schale abreiben, dass es 1 Teelöffel ergibt. Anschließend die Orange komplett schälen, die weiße Haut entfernen und das Fruchtfleisch quer in dünne Scheiben schneiden (scharfes Messer verwenden!). Orangenscheiben auf einem flachen Teller fächerartig anrichten.

3 Ricotta und Joghurt miteinander verrühren. Orangenabrieb, -saft und Zimt unterrühren. Die Creme auf dem Carpaccio verteilen, mit Pistazien und Zimt bestreuen.

1 Portion (375 g): 340 kcal, 15 g E, 18 g F, 28 g KH, 735 mg Kalzium

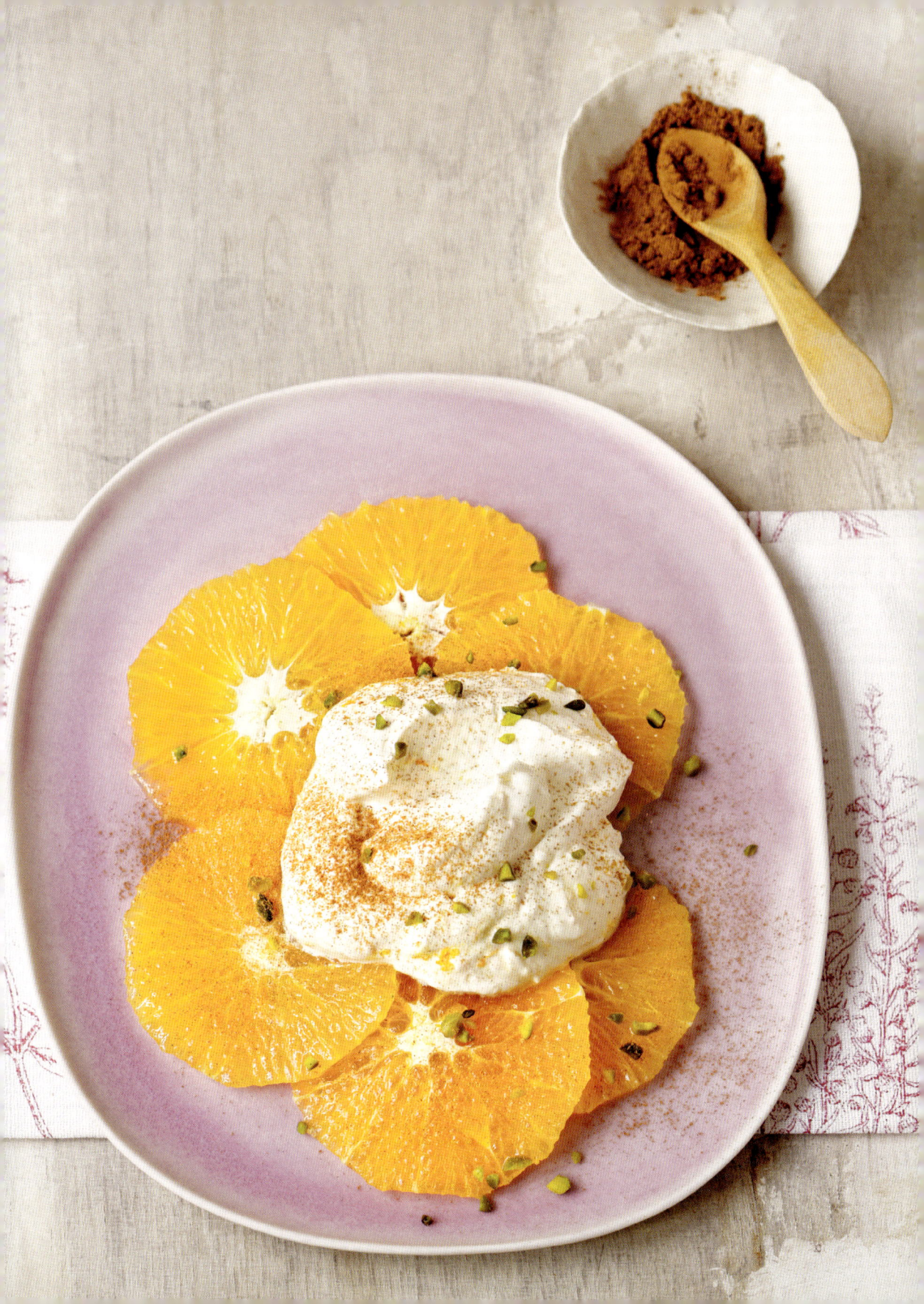

Kerniger Pfirsich-joghurt mit Minze

1 Pfirsich

1 TL Honig

200 g Joghurt (1,5 % Fett)

40 g Hüttenkäse
   (körniger Frischkäse)

20 g Walnüsse

2–3 Minzeblätter

Zubereitungszeit:
10 Minuten

1 Pfirsich schälen und klein schneiden.

2 Die Hälfte der Fruchtstücke mit Honig und Joghurt pürieren, das Püree unter den Hüttenkäse mischen.

3 Walnüsse und Minzeblätter klein hacken und unterheben. Zum Schluss die restlichen Pfirsichwürfel zugeben.

1 Portion (390 g): 330 kcal, 16 g E, 17 g F, 26 g KH, 320 mg Kalzium

Tipp
Sollten gerade keine Pfirsiche erhältlich sein, nehmen Sie einfach Ihr Lieblingsobst. Die Minze gibt diesem Gericht eine besondere Note.

Feurig-roter Hüttenkäse

150 g Hüttenkäse
(Magerstufe)

50 g Joghurt (1,5 % Fett)

50 g Ziegenfrischkäse
(45 % Fett i.Tr.)

½ TL Paprikapulver
(edelsüß)

1 TL Paprikamark

1 TL süße Chilisauce

½ rote Paprika

1 Strauchtomate

½ Frühlingszwiebel

1 TL Kresse

Salz

Zubereitungszeit:
10 Minuten

1 Hüttenkäse, Joghurt, Ziegenfrischkäse mit Salz, Paprika-pulver, Paprikamark und Chilisauce würzen und verrühren.

2 Paprika waschen, entkernen und würfeln. Tomate waschen und klein schneiden. Frühlingszwiebel waschen und in feine Ringe schneiden. Kresse abbrausen.

3 Paprika-, Tomatenwürfel und Zwiebelringe unter den Hüttenkäse heben und die Kresse darüberstreuen.

1 Portion (460 g): 345 kcal, 32 g E, 14 g F, 21 g KH, 310 mg Kalzium

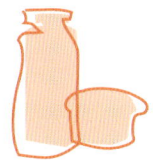

Tipp
Sollten Sie den Geschmack von Ziege nicht mögen, können Sie natürlich auch einen Frischkäse aus Kuhmilch verwenden.

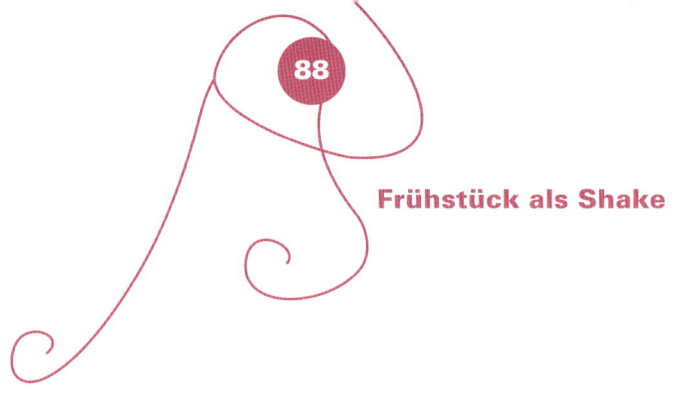

Frühstück als Shake

Vitamincocktail

70 g frische Kirschen

50 ml Multivitaminsaft

250 ml Buttermilch

3 Blätter Zitronenmelisse

Zubereitungszeit:
2 Minuten

1 Kirschen waschen, entkernen, pürieren und mit Multivitaminsaft vermischen.

2 Buttermilch und Fruchtpüree langsam in ein Glas gießen. Zitronenmelisse zur Dekoration darauflegen.

1 Portion (370 g): 160 kcal, 9 g E, 25 g F, 2 g KH, 300 mg Kalzium

Gurken-Minze-Lassi

100 g Salatgurke

3 Minzeblätter

250 g türkischer Joghurt
   (10 % Fett)

200 ml Mineralwasser

Salz und Pfeffer

Zubereitungszeit:
5 Minuten

1 Gurke schälen und klein würfeln. Minzeblätter fein schneiden.

2 Joghurt, Mineralwasser, Gurke und Minze in einen Mixer geben und pürieren. Mit Salz und Pfeffer abschmecken.

1 Portion (550 g): 310 kcal, 11 g E, 25 g F, 11 g KH, 275 mg Kalzium

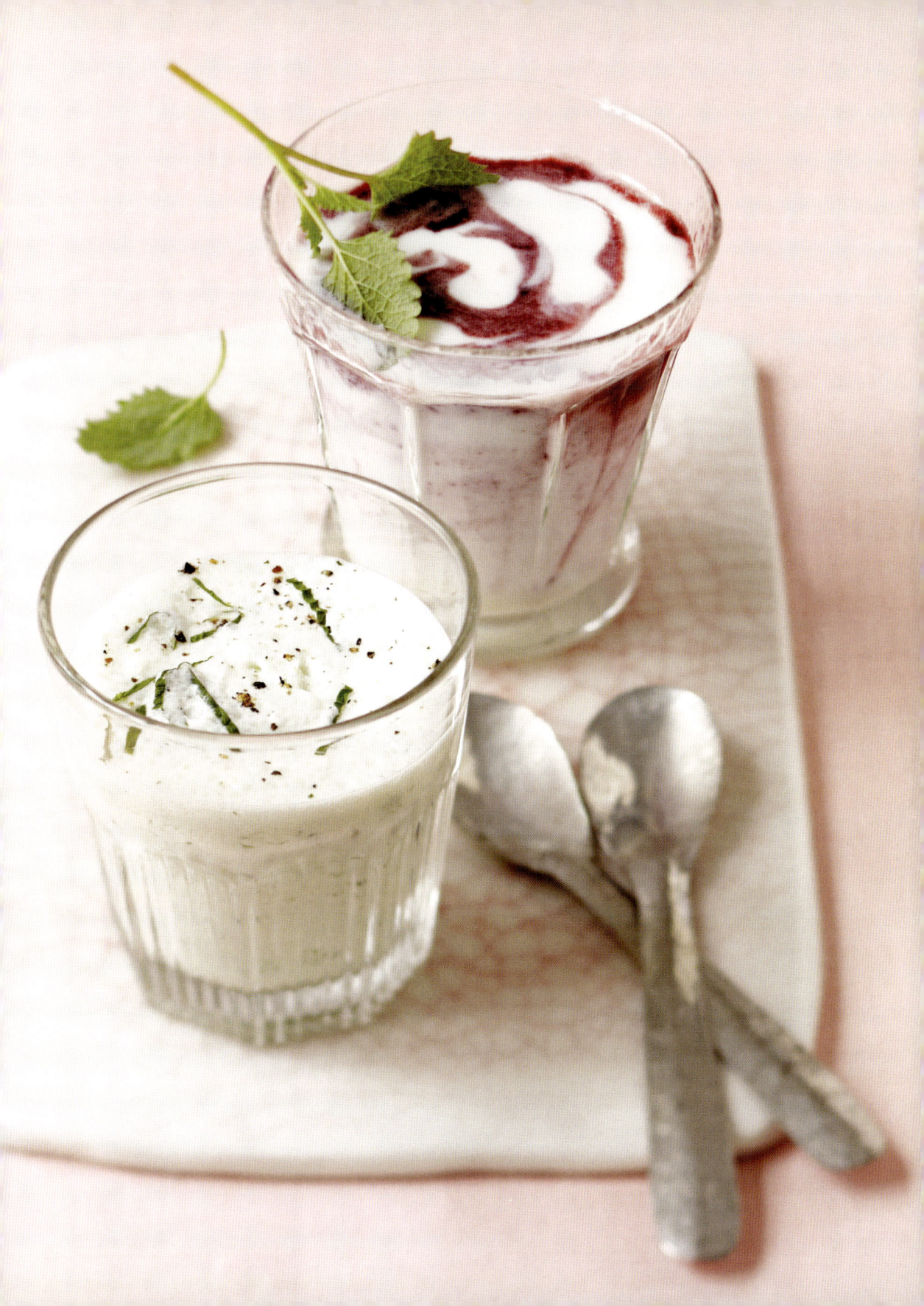

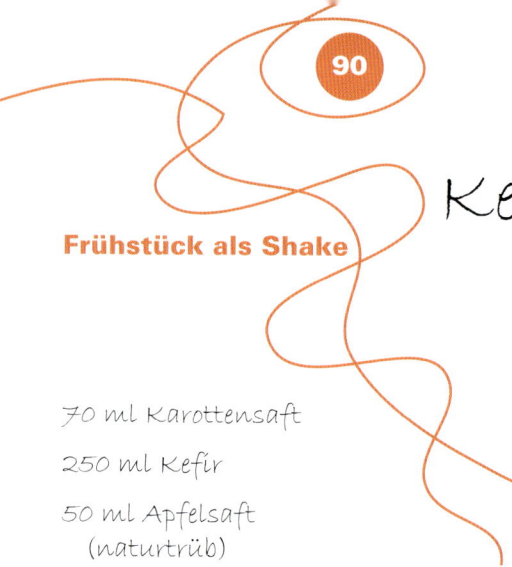

Kefir-Powershake

70 ml Karottensaft

250 ml Kefir

50 ml Apfelsaft
(naturtrüb)

1 TL Honig

Zubereitungszeit:
2 Minuten

Karottensaft, Kefir, Apfelsaft und Honig in einem hohen Gefäß verrühren.

1 Portion (375 g): 220 kcal, 9 g E, 9 g F, 22 g KH, 335 mg Kalzium

Protein-Ingwer-Shake

½ TL geriebener Ingwer

300 ml Buttermilch pur

30 g Eiweißpulver, neutral
(kohlenhydratreduziert)

Saft einer Limette

2–3 Eiswürfel

Zubereitungszeit:
5 Minuten

Alle Zutaten in den Mixer geben und verrühren.
Nach Bedarf mit 1–2 Tropfen Flüssigsüßstoff süßen.

1 Portion (360 g): 260 kcal, 37 g E, 4 g F, 15 g KH, 560 mg Kalzium

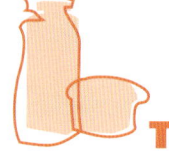

Tipp
Statt Buttermilch können Sie auch fettarme Milch verwenden und statt Limette den Saft einer kleinen Orange.

Birnen-Cappuccino-Shake

125 g reife Birne

1 Päckchen Instant-Espressopulver (für eine Espresso-Tasse)

75 g Joghurt (1,5% Fett)

150 ml Milch (3,5% Fett)

15 g Mascarpone

1 Msp. gemahlene Vanille

½ TL Zimt

1 TL Puderzucker

1 EL Schlagsahne (ohne Zucker)

Etwas dunkles Kakao-pulver zum Bestäuben

Zubereitungszeit:
5–7 Minuten

1 Birne schälen, entkernen und klein würfeln.

2 Espressopulver in 50 Milliliter heißem Wasser auflösen und abkühlen lassen.

3 Birnen, Espresso, Joghurt, Milch, Mascarpone, Vanille, Zimt und Puderzucker in einen Mixer geben und pürieren. In ein hohes Glas gießen.

4 Sahnehäubchen auf den Cappuccino-Shake setzen, mit Kakaopulver bestreuen.

1 Portion (430 g): 335 kcal, 10 g E, 21 g F, 27 g KH, 320 mg Kalzium

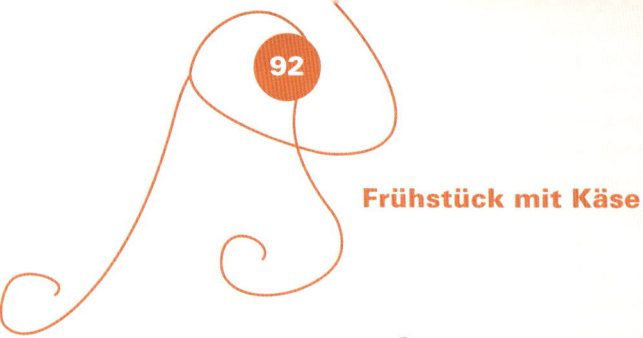

Frühstück mit Käse

Spiegelei auf Manchego-Caprese

50 g Manchego-Käse

2 Strauchtomaten

1 TL Butter

1 Ei

1 TL Schnittlauchröllchen

Salz und Pfeffer

Zubereitungszeit:
10 Minuten

1 Manchego in sehr dünne Scheiben hobeln. Tomaten waschen, den Strunk entfernen und in Scheiben schneiden.

2 Abwechselnd Käse und Tomaten auf einem Teller anrichten. Mit Salz und Pfeffer würzen.

3 Butter in einer Pfanne zerlassen. Das Ei darin aufschlagen und ein Spiegelei braten. Mit Salz und Pfeffer würzen und auf das Tomaten-Käse-Bett legen. Mit Schnittlauch bestreuen.

1 Portion (270 g): 350 kcal, 23 g E, 27 g F, 5 g KH, 550 mg Kalzium

Käse-Spießchen mit Kräuterquark

40 g Mozzarella-Mini-Kugeln

30 g Emmentaler

50 g Cocktailtomaten

50 g Kohlrabi

50 g Salatgurke

125 g Magerquark

2 TL Zitronensaft

2 EL Mineralwasser

2 EL gehackte Kräuter

Salz

Zahnstocher

Zubereitungszeit: 10 Minuten

1 Mozzarella-Mini-Kugeln abtropfen lassen und halbieren.

2 Emmentaler in 1 Zentimeter große Stücke würfeln. Tomaten waschen. Kohlrabi schälen und in ebenfalls in 1 Zentimeter große Würfel schneiden. Gurke schälen und ebenfalls würfeln.

3 Abwechselnd Käse und Gemüse auf Zahnstocher spießen. Quark mit Zitronensaft und Wasser verrühren, mit Kräutern anmachen und mit Salz würzen.

1 Portion (350 g): 330 kcal, 34 g E, 17 g F, 10 g KH, 590 mg Kalzium

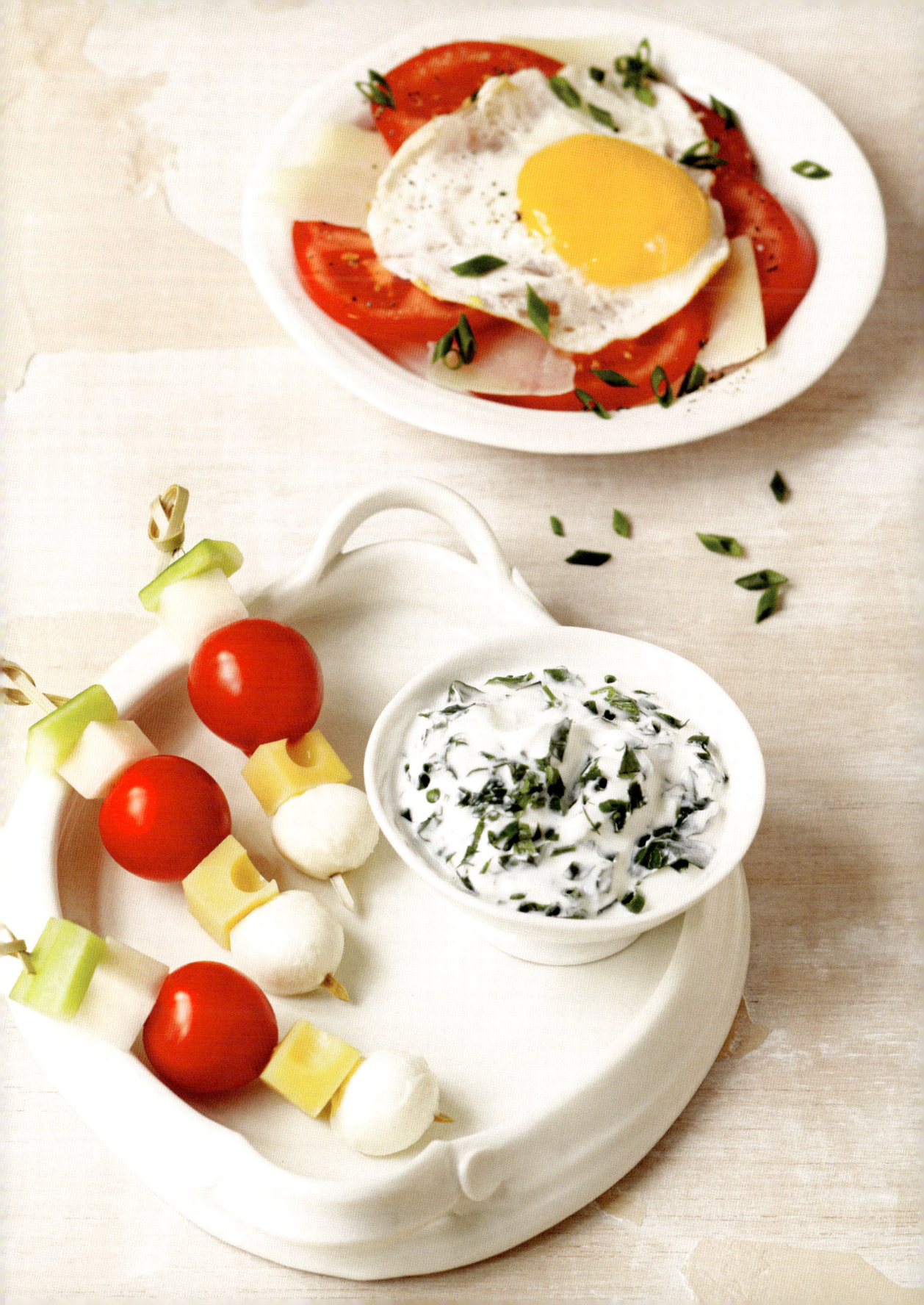

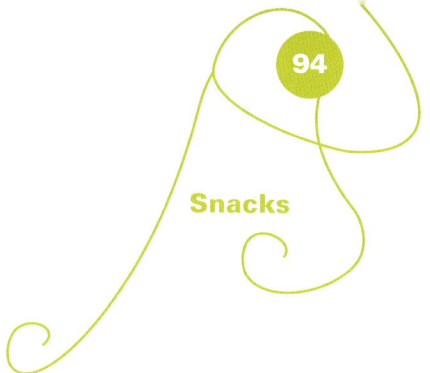

Päckchen-Snack

30 g Käse (45% Fett i.Tr.)

1 Scheibe roher Schinken

1 Salatblatt

1 EL magerer Frischkäse

1 TL Kresse

2 Cocktailtomaten

Zubereitungszeit:
5–7 Minuten

1 Den Käse in mundgerechte Würfel schneiden.

2 Den Schinken und das Salatblatt halbieren, jeweils mit Frischkäse bestreichen und mit Kresse bestreuen.

3 Die Käsewürfel im Salatblatt einwickeln. Die Tomaten im Schinken einpacken.

1 Portion (100 g): 150 kcal, 15 g E, 10 g F, 1 g KH, 270 mg Kalzium

Rote und grüne Frischkäsekugeln

8 g Cranberries
(getrocknet)

1 Zweig Thymian

2 TL Kokosflocken

2 Schnittlauchstängel

2 TL Pistazien

80 g magerer Frischkäse

Zubereitungszeit:
10 Minuten

1 Cranberries klein hacken. Thymianblättchen abzupfen. Beides zusammen mit den Kokosflocken in ein kleines Schälchen geben.

2 Schnittlauch in kleine Röllchen schneiden, Pistazien klein hacken und zusammen in ein neues Schälchen geben.

3 Mit einem Teelöffel aus dem Frischkäse kleine Kügelchen formen und entweder mit Cranberry- oder Pistazienmischung ummanteln.

1 Portion (100 g): 150 kcal, 12 g E, 6 g F, 10 g KH, 110 mg Kalzium

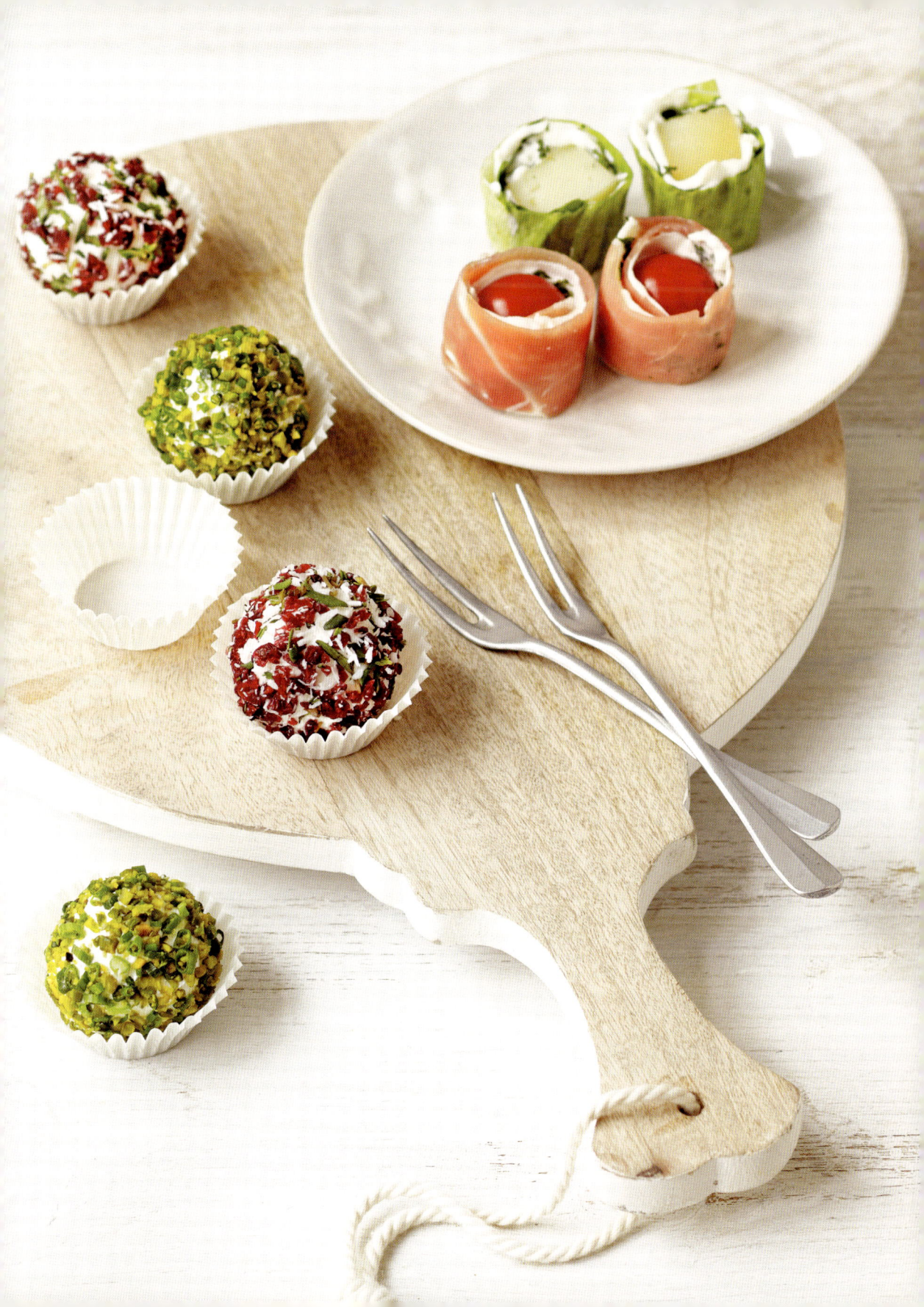

Vegetarisch

Tofu mit Parmesan-Senf-Haube

20 g geriebener Parmesan

1 TL Dijon-Senf

½ TL Knoblauch
   granuliert oder frisch

2 TL Olivenöl

1 EL gehackte Petersilie

2 TL Rapsöl

150 g Tofu

1 kleine Möhre

100 g Zuckererbsen

Salz und Pfeffer

Zubereitungszeit:
25 Minuten

1 Backofen auf 180 °C Oberhitze vorheizen.

2 Parmesan mit Senf, Knoblauch, 1 Teelöffel Olivenöl und Petersilie verrühren.

3 Rapsöl in einer Pfanne erhitzen. Tofu darin von beiden Seiten kurz anbraten, dann Tofu in eine Auflaufform legen und die Oberseite mit der Parmesan-Senf-Mischung bestreichen. Im Backofen 10 Minuten (obere Schiene) backen.

4 In der Zwischenzeit Möhre schälen und in schmale, 10 Zentimeter lange Stifte schneiden. Zuckererbsen waschen und längs in dünne Streifen schneiden.

5 1 Teelöffel Olivenöl in einer Pfanne erhitzen. Gemüse darin in 4–5 Minuten bissfest anbraten. Mit Salz und Pfeffer nach Geschmack würzen.

1 Portion (405 g): 540 kcal, 36 g E, 37 g F, 16 g KH, 570 mg Kalzium

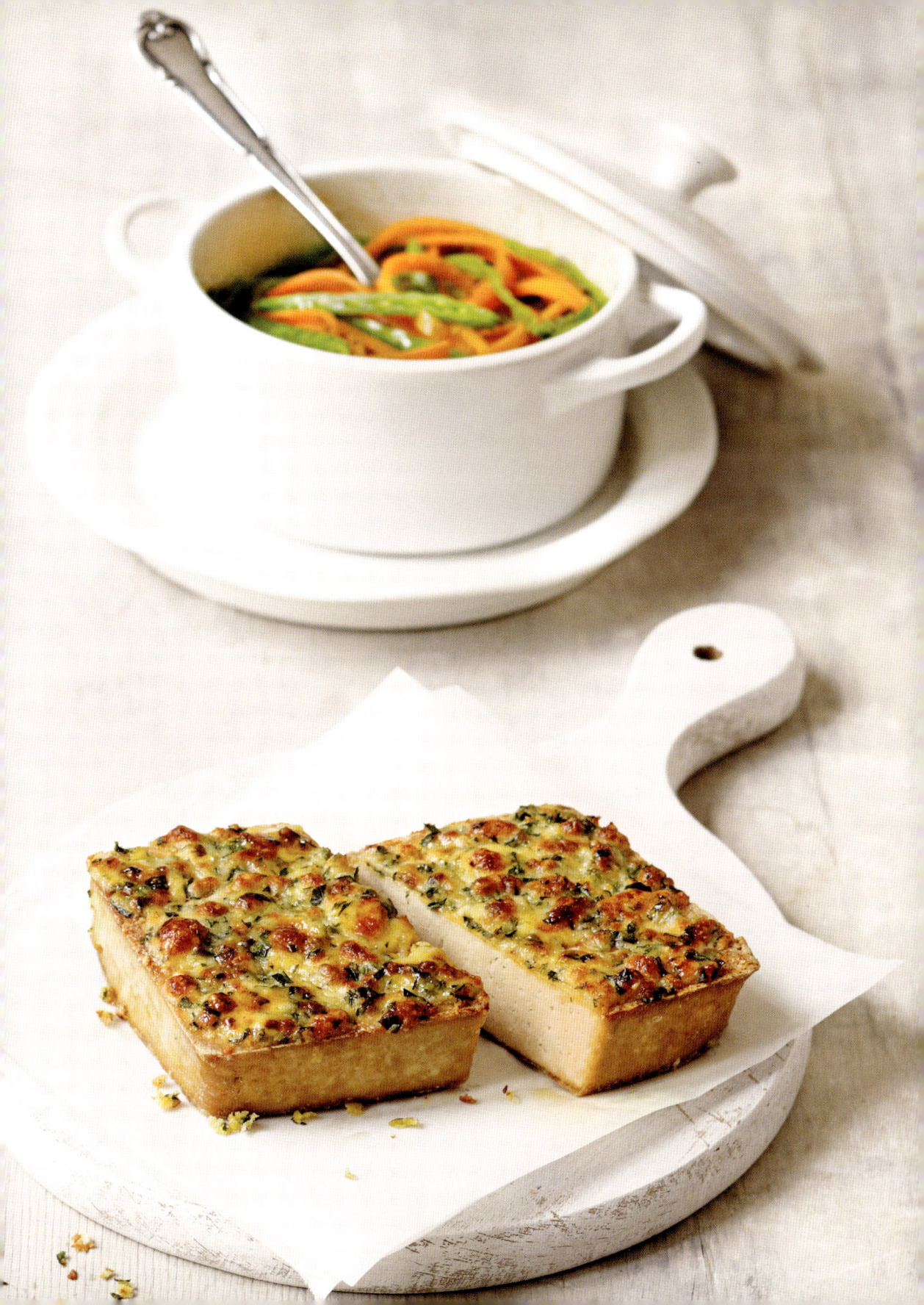

Vegetarisch

Gebratene Auberginen mit Tsatsiki

200 g Gurke

200 g griechischer Joghurt (10 % Fett)

1 kleine Knoblauchzehe

1 Ei

250 g Aubergine

15 g Mehl

1 EL Olivenöl

Salz

Zubereitungszeit:
30 Minuten.
Im Kühlschrank 60 Minuten durchziehen lassen

1 Gurke schälen, fein raspeln, salzen, in ein Sieb geben und 15 Minuten abtropfen lassen. Abgetropfte Gurken mit Joghurt vermischen. Knoblauch abziehen und in den Joghurt pressen. Mit Salz würzen. Tsatsiki im Kühlschrank 1 Stunde durchziehen lassen.

2 Das Ei verquirlen. Aubergine waschen, längs in 2 Zentimeter dicke Scheiben schneiden, von beiden Seiten salzen, mit Mehl bestäuben und durch das Ei ziehen.

3 In einer beschichteten Pfanne das Öl erhitzen. Die Auberginenscheiben darin von beiden Seiten bei mittlerer Hitze weich braten. Auberginen mit Tsatsiki servieren.

1 Portion (715 g): 505 kcal, 17 g E, 35 g F, 28 g KH, 320 mg Kalzium

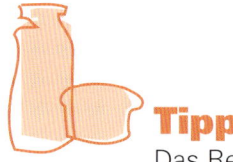

Tipp
Das Rezept schmeckt auch sehr gut, wenn Sie die Auberginen durch Zucchini ersetzen.

Vegetarisch

Blumenkohl-Frikadellen mit Curry-Dip

300 g Blumenkohl

1 Ei

30 g geriebener Parmesan

4 TL gehackte Petersilie

15 g Mehl

3 TL Sonnenblumenöl

50 g Joghurt (3,5 % Fett)

25 g Schmand

½ TL Currypulver

Salz

Kreuzkümmel

Zubereitungszeit:
40 Minuten

1 Die äußeren Blätter des Blumenkohls entfernen. Den Kohl in einzelne Röschen zerteilen und diese mit kaltem Wasser abbrausen. Die Röschen in kochendem Salzwasser etwa 15 Minuten garen, bis sie weich sind. Dann in ein Sieb kippen und 10 Minuten abtropfen lassen.

2 Blumenkohl mit einer Gabel zerdrücken. Das Ei verquirlen, die Hälfte vom Ei, Parmesan, 2 Teelöffel Petersilie und Mehl zum Blumenkohl geben und zu einer homogenen Masse verrühren. Mit Salz würzen.

3 In einer beschichteten Pfanne das Öl erhitzen. Mit einem Löffel Bällchen aus dem Blumenkohlteig formen und ins heiße Fett gleiten lassen. Rundum goldbraun ausbacken.

4 Für den Dip Joghurt, Schmand, Curry und 2 Teelöffel Petersilie verrühren und mit Salz und Kreuzkümmel abschmecken.

1 Portion (470 g): 500 kcal, 25 g E, 34 g F, 22 g KH, 550 mg Kalzium

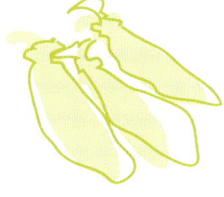

Tipp

Kreuzkümmel oder Kumin unterscheidet sich geschmacklich sehr stark vom Kümmel und gibt dem Gericht zusammen mit dem Curry (der ebenfalls Kreuzkümmel enthält) eine indische Note.

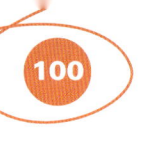

Vegetarisch

Indisches Curry mit Joghurt

350 g frischer Spinat oder
 200 g TK-Spinat

100 g Kichererbsen
 (aus der Dose)

1 Frühlingszwiebel

1 Knoblauchzehe

1 TL geriebener Ingwer

1 TL Ghee oder Butter-
 schmalz

½ TL Kurkuma

⅓ TL Kreuzkümmel

15 g Sultaninen

100 ml Gemüsebrühe

60 g Crème fraîche

1 TL gehackter frischer
 Koriander

75 g Joghurt (3,5 % Fett)

½ TL Currypulver

Salz

Zubereitungszeit:
20 Minuten

1 Frischen Spinat waschen und verlesen. TK-Spinat rechtzeitig auftauen. Kichererbsen abtropfen. Frühlingszwiebel
in kleine Ringe schneiden. Knoblauch abziehen und fein
schneiden. Ingwer schälen und reiben.

2 Ghee oder Butterschmalz in einer Pfanne erhitzen.
Zwiebel, Knoblauch, Ingwer, Kurkuma und Kreuzkümmel
hinzufügen und mitbraten. Kichererbsen, Spinat und Sultaninen dazugeben. Mit Gemüsebrühe ablöschen und
5 Minuten garen. Zum Schluss Crème fraîche einrühren,
Koriander dazugeben, ggf. mit Salz nachwürzen und
5 Minuten köcheln lassen.

3 Joghurt mit Currypulver vermischen. Kichererbsen-Curry
in tiefe Teller gießen und den Joghurt daraufgeben.

1 Portion (510 g): 485 kcal, 16 g E, 33 g F, 30 g KH, 360 mg Kalzium

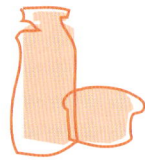

Tipp

Korianderkraut ist optisch leicht zu verwechseln mit
Petersilie, allerdings sind der Geruch und Geschmack des
Korianders unverwechselbar. Auch die Koriandersamen
werden in der Küche verwendet, sie sind häufig Bestandteil von Currymischungen.

Ofenkürbis mit Kräuter-Creme

250 g Hokkaidokürbis

1 EL Olivenöl

1 Msp. Chiligewürz

Etwas gehackte Petersilie

50 g rote Paprika

½ Schalotte

150 g saure Sahne

50 g Schmand

Jeweils 1 EL Schnittlauch, Petersilie und Basilikum

Salz

Zubereitungszeit:
25-30 Minuten.
Backzeit: 10 Minuten

1 Den Backofen auf 200 °C (Umluft 180 °C) vorheizen.

2 Kürbis gut abwaschen und dann quer halbieren. Die Kerne mit einem Löffel entfernen. Eine Kürbishälfte mit Öl bestreichen und mit Salz, Chiligewürz und ein etwas Blattpetersilie bestreuen. Kürbis in eine Auflaufform setzen und mit den Schnittflächen nach oben 25–30 Minuten (mittlere Schiene) backen.

3 In der Zwischenzeit die Creme vorbereiten. Hierfür Paprika waschen, entkernen und in sehr feine Würfel schneiden. Schalotte abziehen und ebenfalls zerkleinern. Saure Sahne mit Schmand verrühren. Paprika, Schalotte und die Kräuter dazugeben. Mit Salz würzen. Den heißen Kürbis mit der Paprika-Kräuter-Creme füllen.

1 Portion (550 g): 450 kcal, 11 g E, 35 g F, 23 g KH, 325 mg Kalzium

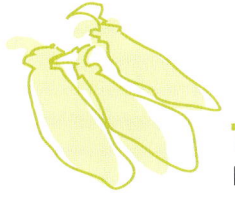

Tipp

Kürbis ist eine der ältesten Kulturpflanzen der Erde. Dank seines Wassergehalts von ca. 90 Prozent ist das Kürbisfleisch sehr kalorienarm, enthält aber zahlreiche gesundheitsfördernde Stoffe: So liefert es mit Betacarotin, den Vitaminen C und E sowie Zink und Selen ein hochwirksames Quintett an Antioxidantien, die das Immunsystem stärken.

Kürbisspalten auf Ricottaklößchen mit Vanille-Salbei-Butter

125 g Ricotta

½ Ei verquirlt

25 g geriebener Parmesan

15 g Mehl

200 g Hokkaido-Kürbis

15 g Butter

5–6 Salbeiblätter

1 Messerspitze gemahlene Vanille

Salz nach Geschmack

Mehl zum Bestäuben

Zubereitungszeit:
30 Minuten.
Backzeit: 20 Minuten.
Im Kühlschrank 20 Minuten durchziehen lassen

1 Ein sauberes Tuch in ein Sieb legen, Ricotta hineingeben und 20 Minuten abtropfen lassen. Dann mithilfe des Tuches ausdrücken, bis keine Flüssigkeit mehr austritt.

2 Das Ei verquirlen, die Hälfte davon mit Ricotta, Parmesan sowie Mehl verrühren und zu einer Rolle formen. Im angefeuchteten Geschirrtuch fest einrollen und im Kühlschrank 1 Stunde ruhen lassen.

3 Den Backofen auf 200 °C Ober- und Unterhitze (180 °C Umluft) vorheizen. Kürbis waschen, halbieren, aushöhlen und in Scheiben schneiden. Kürbisspalten auf ein mit Alufolie ausgelegtes Blech verteilen, salzen und im Backofen 10–12 Minuten backen.

4 In der Zwischenzeit in einem Topf Salzwasser zum Kochen bringen. Mit bemehlten Händen aus dem Ricottateig kleine Kugeln formen. Wenn das Wasser kocht, den Topf von der Herdplatte nehmen, Temperatur herunterdrehen. Mit einer Schaumkelle Ricottaklößchen vorsichtig ins Wasser gleiten lassen. Topf wieder auf die Herdplatte stellen. Das Wasser darf nicht mehr sieden. Sobald die Klößchen oben schwimmen, mit einer Schaumkelle herausnehmen und in eine Auflaufform setzen.

5 In einem kleinen Topf die Butter zerlassen. Salbeiblätter waschen, in feine Streifen schneiden, zusammen mit der Vanille zur Butter geben und 30 Sekunden darin schwenken. Kürbisspalten auf den Ricottaklößchen verteilen und mit Salbei-Vanille-Butter übergießen. Im Backofen (mittlere Schiene) 15–20 Minuten backen.

1 Portion (400 g): 535 kcal, 25 g E, 38 g F, 25 g KH, 890 mg Kalzium

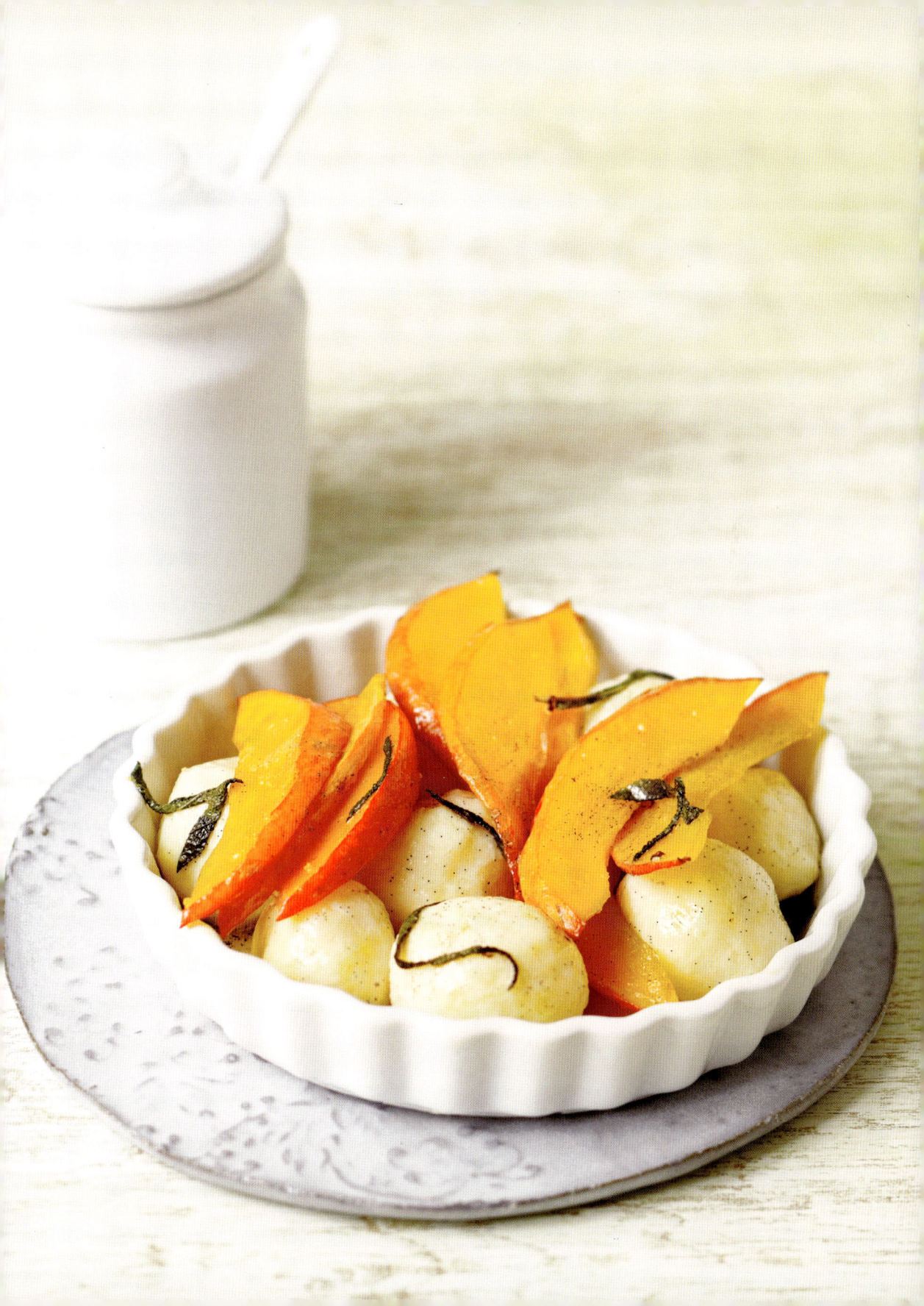

Aus dem Ofen

Brokkoli-Ziegenkäse-Auflauf

200 g frischer Brokkoli
   oder TK-Brokkoliröschen

1 Ei

60 g Ziegenkäserolle
   (45 % Fett)

50 ml Milch (3,5 % Fett)

50 g Sahne

1 TL Pinienkerne

Salz und Pfeffer

Etwas Butter zum Fetten
   der Auflaufform

Zubereitungszeit:
15 Minuten.
Backzeit: 15 Minuten

1 Backofen auf 180 °C Ober- und Unterhitze (160 °C Umluft) vorheizen.

2 Brokkoli putzen, in kleine Röschen zerteilen und waschen (TK-Brokkoli kann direkt ins Kochwasser gegeben werden). Salzwasser zum Kochen bringen und Brokkoliröschen darin 5 Minuten garen, dann absieben und in eine gefettete Auflaufform (Ø ca. 20 Zentimeter) verteilen.

3 Das Ei trennen. Das Eiweiß mit einer Prise Salz sehr steif schlagen.

4 Den Ziegenkäse von der Rinde befreien und in kleine Würfel schneiden. Mit einem Handrührgerät das Eigelb mit Ziegenkäse, Milch und Sahne glatt rühren. Nach Geschmack mit Salz und Pfeffer würzen. Den Eischnee vorsichtig unterheben und über die Brokkoliröschen gießen. Mit Pinienkernen bestreuen und im Backofen (mittlere Schiene) 15 Minuten backen.

1 Portion (425 g): 545 kcal, 30 g E, 43 g F, 10 g KH, 600 mg Kalzium

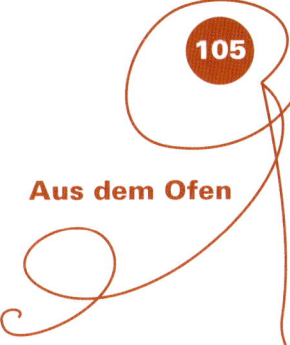

Aus dem Ofen

Gefüllte Paprika mit Feta

1 rote Paprika

½ rote Zwiebel

100 g Aubergine

1 TL Rapsöl

100 g Hackfleisch
  (halb und halb)

6 EL passierte Tomaten

1 TL Tomatenmark

20 g Erbsen (TK oder Dose)

1 TL getrockneter Oregano

1 TL frisches, gehacktes
  Basilikum

50 Feta oder Hirtenkäse

10 g Gratinkäse

Salz und Pfeffer

Etwas Öl für die Form

Zubereitungszeit:
15 Minuten.
Backzeit: 40 Minuten

1 Backofen auf 200 °C Ober- und Unterhitze (180 °C Umluft) vorheizen. Auflaufform (Ø 20 Zentimeter) gleichmäßig
mit etwas Öl einpinseln.

2 Paprika waschen, längs halbieren und entkernen. Zwiebel abziehen und fein würfeln. Aubergine waschen und
ebenfalls in sehr kleine Würfel schneiden.

3 Öl in der Pfanne erhitzen. Zwiebel, Aubergine und
Hackfleisch darin anbraten, bis das Fleisch krümelig ist.
Passierte Tomaten, Tomatenmark und Erbsen hinzufügen
und 5 Minuten bei niedriger Hitzezufuhr einkochen lassen.
Mit Salz, Pfeffer und Kräutern würzen. Anschließend ab-
kühlen lassen.

4 Fetakäse zerbröckeln und in die Hack-Auberginen-
Masse rühren. Die Paprikahälften damit füllen und
in die Auflaufform setzen. Mit Gratinkäse bestreuen.
Im Backofen 40 Minuten (mittlere Schiene) backen.

1 Portion (580 g): 550 kcal, 37 g E, 35 g F, 23 g KH, 350 mg Kalzium

Feurige Paprikasuppe mit Joghurt

200 g rote Paprika

1/2 Schalotte

300 ml Gemüsebrühe

2 TL Olivenöl

2 TL Paprikamark

2 TL Tomatenmark

1/2 TL Sambal Oelek

1 EL Ajvar

3 TL gehackte Petersilie

1/2 TL Paprikapulver edelsüß

50 g Crème fraîche

50 ml Milch (3,5% Fett)

100 g Joghurt (3,5% Fett)

Salz und Pfeffer

Zubereitungszeit: 30 Minuten

1 Paprika waschen, vierteln, entkernen und die Haut mit einem Sparschäler dünn abziehen. Paprikaviertel in mundgerechte Stücke schneiden. Schalotte abziehen und klein schneiden. Gemüsebrühe vorbereiten.

2 In einem hohen Topf Öl erhitzen. Paprika und Zwiebeln darin 6–8 Minuten anbraten, anschließend mit der Hälfte der Gemüsebrühe ablöschen und mit einem Stabmixer pürieren. Die restliche Gemüsebrühe, Paprikamark, Tomatenmark, Sambal Oelek, Ajvar und 2 Teelöffel Petersilie dazugeben. Mit Paprikapulver, Salz, Pfeffer würzen und 5–7 Minuten köcheln lassen.

3 Crème fraîche und Milch eingießen und weitere 3 Minuten garen. Paprikasuppe in eine Suppenschüssel geben. Joghurt hineingeben. Mit etwas Paprikapulver und 1 Teelöffel Petersilie bestreuen.

1 Portion (750 g): 470 kcal, 11 g E, 35 g F, 27 g KH, 325 mg Kalzium

Lauwarme Ricotta-Erbsen-Suppe

25 g Suppennudeln
(Rohgewicht)

30 g Erbsen (TK)

200 g Ricotta

Salz

Zubereitungszeit: 10 Minuten

1 500 Milliliter Salzwasser zum Kochen bringen. Nudeln hineingeben und 4 Minuten kochen lassen. Dann die Erbsen hinzugeben und eine weitere Minute mitkochen.

2 Nudeln und Erbsen absieben, dabei das Kochwasser auffangen. 5 Esslöffel Kochwasser zum Ricotta geben und diesen damit glatt rühren. Nudeln und Erbsen unterrühren. Nach Geschmack mit Salz würzen.

1 Portion (335 g): 365 kcal, 19 g E, 20 g F, 28 g KH, 750 mg Kalzium

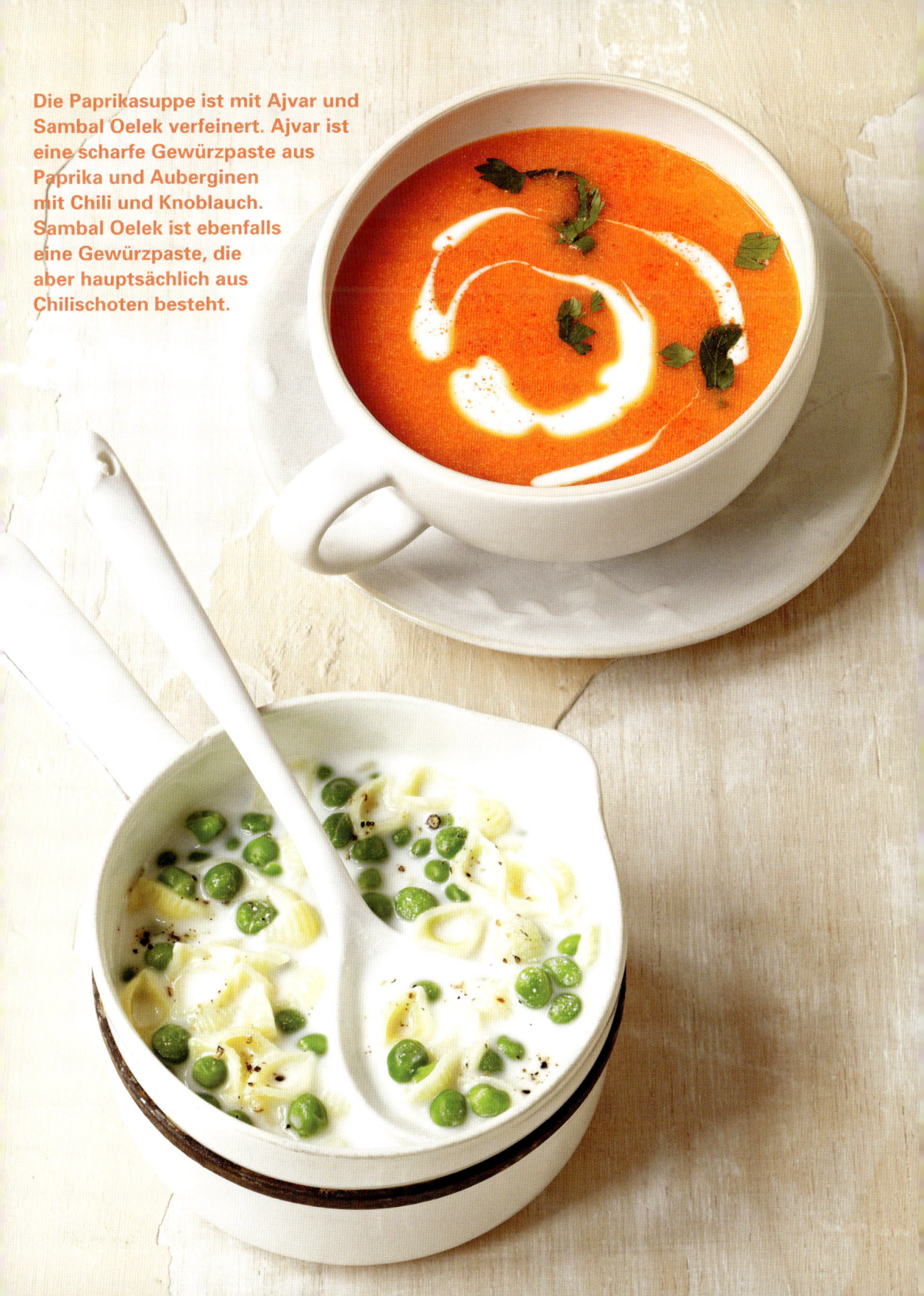

Die Paprikasuppe ist mit Ajvar und Sambal Oelek verfeinert. Ajvar ist eine scharfe Gewürzpaste aus Paprika und Auberginen mit Chili und Knoblauch. Sambal Oelek ist ebenfalls eine Gewürzpaste, die aber hauptsächlich aus Chilischoten besteht.

Lauch-Käse-Suppe mit Hackfleisch

1 Lauchstange

½ Zwiebel

400 ml Fleischbrühe

1 TL Olivenöl

80 g Hackfleisch
(halb/halb)

80 g Schmelzkäse
(Vollfettstufe)

1 EL Petersilie

1 TL Dijon-Senf

Salz und Pfeffer

Zubereitungszeit:
20 Minuten

1 Lauch putzen, 3 Zentimeter vom grünen Ende abschneiden und den Rest in 1 Zentimeter breite Ringe schneiden. Zwiebel abziehen und fein würfeln. Fleischbrühe erhitzen.

2 In einem Topf das Öl erhitzen. Zwiebel und Hackfleisch hineingeben und krümelig anbraten. Lauch hinzufügen und 3 Minuten mitbraten, dann mit der Fleischbrühe ablöschen. Schmelzkäse einrühren. Petersilie und Senf untermischen, mit Salz und Pfeffer würzen. Suppe 5 Minuten köcheln lassen.

1 Portion (700 g): 535 kcal, 40 g E, 36 g F, 13 g KH, 665 mg Kalzium

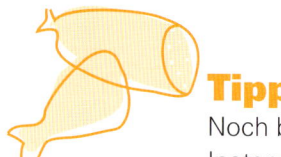

Tipp

Noch besser schmeckt die Suppe, wenn Sie anstelle der Instant-Fleischbrühe einen frischen Fleischfond verwenden, den Sie ebenfalls fertig kaufen können.

Suppe

Spinat-Joghurt-Suppe

1 kleine Knoblauchzehe

100 g Joghurt (3,5 % Fett)

350 g frischer Spinat
oder 200 g TK-Spinat

½ Zwiebel

1 EL Olivenöl

300 ml Gemüsebrühe

50 g Crème fraîche

20 g geriebener Parmesan

Salz und Pfeffer

Zubereitungszeit:
15 Minuten

1 Den Knoblauch abziehen und in den Joghurt auspressen. Mit Salz und Pfeffer würzen und gut verrühren.

2 Den frischen Spinat waschen, verlesen und klein schneiden. TK-Spinat rechtzeitig auftauen. Spinat klein schneiden. Zwiebel abziehen, fein hacken. Olivenöl in einem Topf erhitzen und die Zwiebel darin glasig dünsten. Spinat dazugeben und eine Minute mitbraten, anschließend mit der Gemüsebrühe ablöschen und mit einem Stabmixer pürieren.

3 Crème fraîche und Parmesan hinzufügen und 1–2 Minuten köcheln lassen. Gegebenenfalls mit Salz und Pfeffer nachwürzen. Spinatsuppe in eine Schale gießen. Den kalten Joghurt in die heiße Suppe geben.

1 Portion (700 g): 470 kcal, 17 g E, 40 g F 10 g KH, 710 mg Kalzium

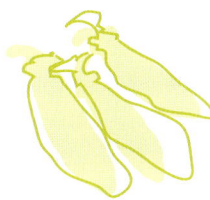

Tipp

Keine Angst vor aufgewärmtem Spinat. Sollte Suppe übrig bleiben, können Sie diese bedenkenlos im Kühlschrank bis zum nächsten Tag aufbewahren oder tiefkühlen.

Saté-Spieße mit Sesam-Spinat

125 g Hähnchenbrust

1 EL Sojasauce

1 EL helles Sesamöl

1 TL gehackter frischer Koriander

$1/2$ TL Sambal Oelek

$1/2$ TL Currypulver (scharf)

1 EL (= 20 g) Erdnuss mus (grob)

100 g Joghurt (1,5 % Fett)

75 g frischer Babyspinat

2 TL Sesam

$1/2$ TL geriebener Ingwer

1-2 EL Zitronensaft

2 TL süße Chilisauce

1 EL Sesamöl geröstet

Salz

Holzspieße

Plastikbeutel

Zubereitungszeit:
15 Minuten
Im Kühlschrank 30 Minuten durchziehen lassen

1 Hähnchenbrust mit kaltem Wasser abbrausen, trocken tupfen und längs in 3 Zentimeter breite Streifen schneiden. Die Fleischstreifen ziehharmonikaartig auf die Spieße stecken.

2 Für die Marinade Sojasauce, helles Sesamöl, Koriander, Sambal Oelek und Curry anrühren und in einen Plastikbeutel geben. Spieße hineinlegen, Beutel verschließen und mindestens eine halbe Stunde im Kühlschrank durchziehen lassen.

3 Backofen auf 200 °C Oberhitze vorheizen. Spieße auf ein mit Alufolie ausgelegtes Backgitter legen, salzen und im Backofen 7–9 Minuten von beiden Seiten garen.

4 Erdnussmus in einem Topf bei geringer Hitze unter Zugabe von zwei bis drei Esslöffel Wasser auflösen, abkühlen lassen, dann unter den Joghurt rühren.

5 Spinat waschen und verlesen. Sesam in einer Pfanne ohne Fett anrösten. Ingwer schälen und reiben. Mit Zitronensaft, Chilisauce, Sesamöl verrühren und über den Spinatsalat träufeln. Sesam darüberstreuen und mit Salz würzen.

1 Portion (420 g): 545 kcal, 40 g E, 36 g F, 14 g KH, 300 mg Kalzium

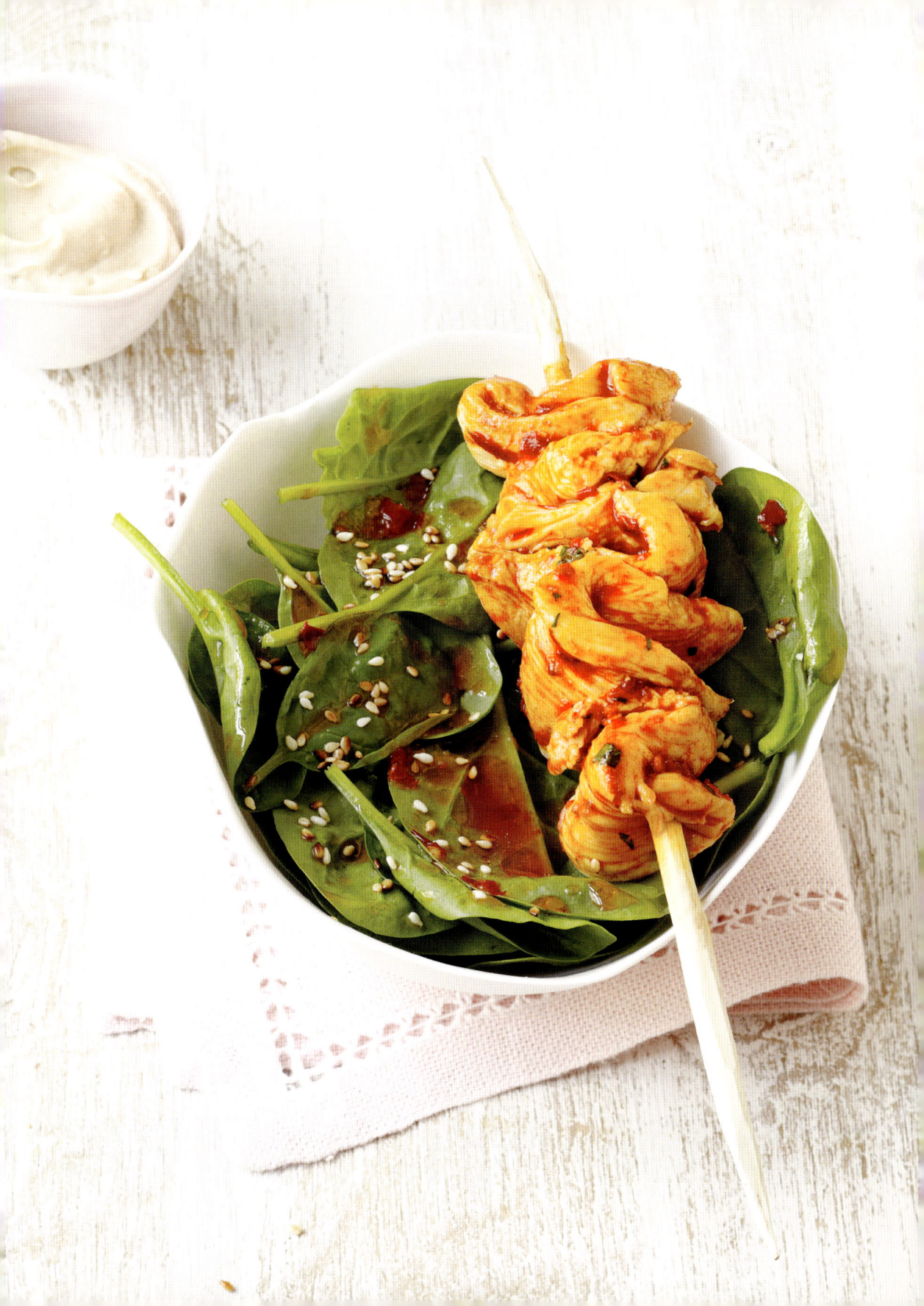

Minutensteak in Käsesauce

125 g grüne Bohnen
(Prinzessbohnen)

50 g Kidneybohnen

30 g Roquefort

½ TL Butter

50 ml Milch (1,5 % Fett)

20 g Crème fraîche

1 EL Weißwein (trocken)

1 TL Rapsöl

150 g Minutensteak
vom Schwein

Salz und Pfeffer

Zubereitungszeit:
20 Minuten

1 Backofen auf 80 °C Oberhitze (60 °C Umluft) vorheizen.

2 Salzwasser zum Kochen bringen. Grüne Bohnen darin 10 Minuten garen. Kidneybohnen absieben.

3 In der Zwischenzeit den Käse in kleine Würfel schneiden. In einem Topf die Butter zerlassen, den Käse hineingeben und langsam bei niedriger Temperatur schmelzen, dann die Milch, Crème fraîche und den Wein eingießen und warm halten. Die Sauce darf nicht mehr köcheln.

4 Öl in einer Pfanne erhitzen und das Steak darin von beiden Seiten 1–2 Minuten braten. Mit Salz und Pfeffer würzen, in Alufolie packen und im Backofen 3 Minuten ruhen lassen.

5 Grüne Bohnen absieben, halbieren und mit den Kidneybohnen vermischen. Mit Salz und Pfeffer würzen und zusammen mit dem Steak auf einem Teller anrichten. Mit der Käsesauce übergießen.

1 Portion (445 g): 550 kcal, 47 g E, 35 g F, 11 g KH, 375 mg Kalzium

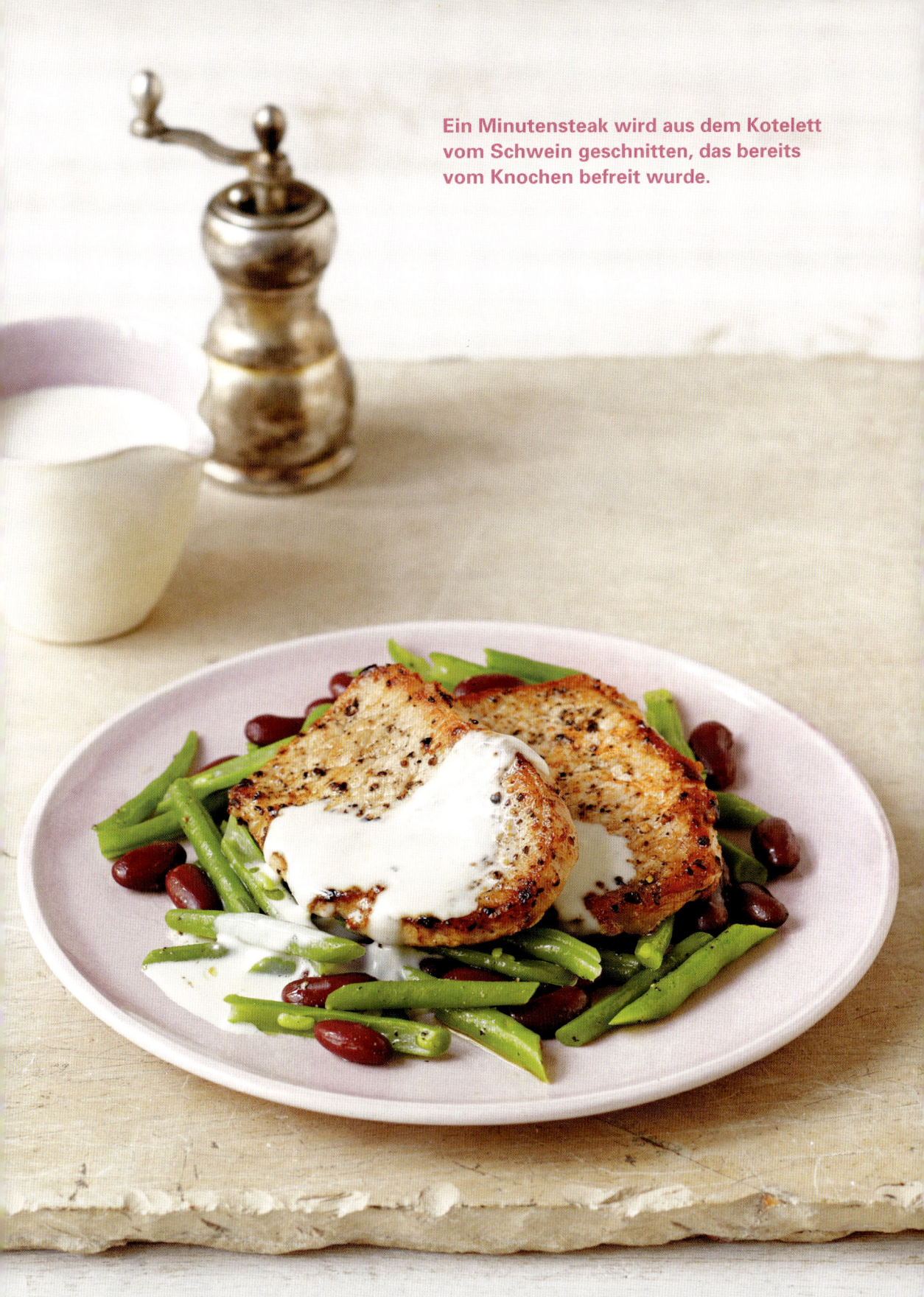

Ein Minutensteak wird aus dem Kotelett vom Schwein geschnitten, das bereits vom Knochen befreit wurde.

Fleisch

Putengeschnetzeltes in Gorgonzola-Sauce

125 g Putenschnitzel

150 g Birne

1 TL Butter

1 TL Olivenöl

100 ml Milch (1,5 % Fett)

25 g Gorgonzola

Salz nach Geschmack

Zubereitungszeit:
15 Minuten

1 Putenfleisch kalt abbrausen, trocken tupfen, in Streifen schneiden und salzen. Birne schälen, vierteln, entkernen und in kleine Würfel schneiden.

2 Butter in einer beschichteten Pfanne zerlassen und Birnenwürfel darin bei niedriger Hitzezufuhr andünsten.

3 Gleichzeitig das Öl in einer anderen Pfanne erhitzen und Putenbruststreifen darin von allen Seiten anbraten, bis sie goldbraun sind. Birnen mit Milch ablöschen. Gorgonzola zerbröckeln und in der Birnen-Milch schmelzen. Birnen-Gorgonzola-Soße über die Putenstreifen gießen.

1 Portion (410 g): 550 kcal, 35 g E, 36 g F, 24 g KH, 320 mg Kalzium

Fleisch

Schnitzel in Pilz-Senf-Rahm

2 dünne Schweineschnitzel (etwa 150 g)

250 g braune Champignons

½ Zwiebel

2 TL Rapsöl

75 g Schmand

2 TL milder Senf

125 ml Milch (1,5 % Fett)

1 TL gehackte Petersilie

1 Msp. geriebene Muskatnuss

Salz und Pfeffer

Zubereitungszeit:
20 Minuten

1 Schnitzel mit kaltem Wasser abbrausen, trocken tupfen und salzen. Champignons putzen (siehe Tipp) und in dünne Scheiben schneiden. Zwiebel abziehen und in feine Ringe schneiden.

2 1 Teelöffel Rapsöl in einer beschichteten Pfanne erhitzen. Schnitzel darin von beiden Seiten goldgelb anbraten, mit Salz und Pfeffer würzen und herausnehmen.

3 1 Teelöffel Rapsöl in derselben Pfanne erhitzen. Zwiebel und Champignons dazugeben und kräftig anbraten. Hitze herunterdrehen. Schmand dazugeben und 2–3 Minuten einköcheln lassen. Senf unterrühren. Milch eingießen. Petersilie hinzufügen und alles noch 1 Minute einkochen. Mit Salz, Pfeffer und Muskatnuss abschmecken. Zum Schluss das Fleisch hineinlegen und 5 Minuten durchziehen lassen.

1 Portion (650 g): 525 kcal, 48 g E, 31 g F, 13 g KH, 300 mg Kalzium

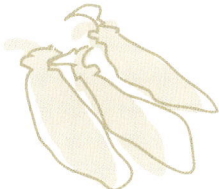

Tipp

Champignons putzen Sie am besten, indem Sie den unteren Teil der Stiele abschneiden und die Köpfe mit Küchenpapier abreiben.

Asiatischer Matjes

100 g Matjesfilets
  (oder geräucherte
  Forelle)

½ kleiner säuerlicher Apfel
  (Braeburn oder Pink Lady)

100 g gekochte Rote Bete

2 Gewürzgurken

½ rote Zwiebel

10 g eingelegter Ingwer

50 g saure Sahne

75 g Joghurt (1,5 % Fett)

20 g Mayonnaise

1 TL frisch gehackter
  Koriander

1 EL Gewürzgurkenwasser

½ TL Wasabi

Salz

Zubereitungszeit:
15 Minuten
Im Kühlschrank 30 Minu-
ten durchziehen lassen

1 Matjes trocken tupfen. Apfel schälen und entkernen.

2 Matjes, Apfel und Rote Bete in 2 Zentimeter dicke Würfel schneiden. Gewürzgurken in feine Scheibchen schneiden. Zwiebel abziehen und in Ringe schneiden. Ingwer abtropfen und klein schneiden. Alles mit saurer Sahne, Joghurt, Mayonnaise, Koriander, Gewürzgurkenwasser und Wasabi vermischen. Mit Salz abschmecken und 30 Minuten durchziehen lassen.

1 Portion (505 g): 540 kcal, 25 g E, 39 g F, 22 g KH, 290 mg Kalzium

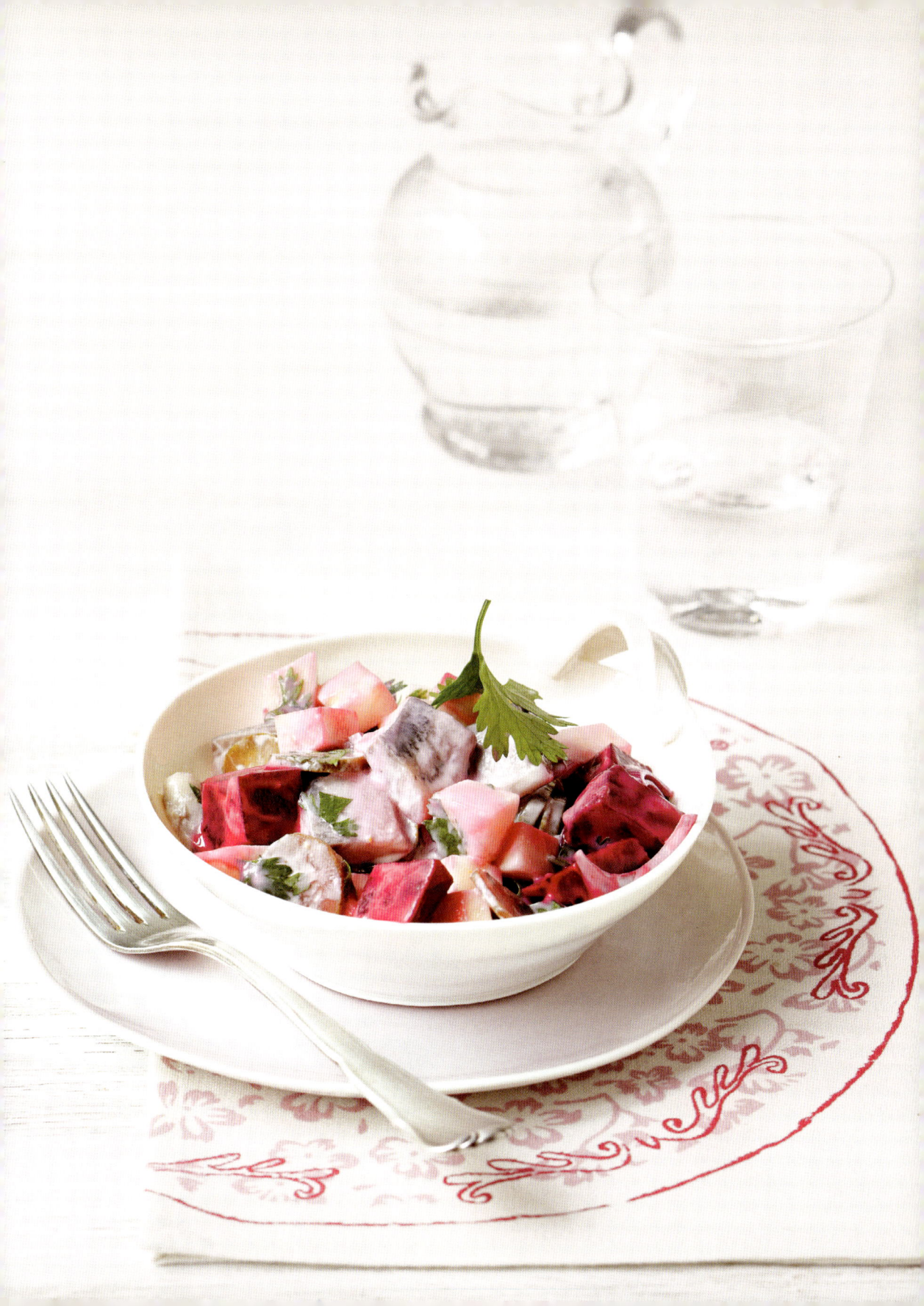

Fisch

Gemüsepuffer mit Lachs und Apfel-Joghurt-Dip

Foto Seite 82

80 g Möhre

150 g Knollensellerie

1 Lauchzwiebel

2 Stängel Blattpetersilie

1 Ei

20 g geriebener Parmesan

15 g Mehl

3 TL Sonnenblumenöl

50 g Apfel

1-2 TL Zitronensaft

100 g Joghurt (1,5 % Fett)

1 TL Meerrettich

50 g Räucherlachs

Salz und Pfeffer

Zubereitungszeit:
30-35 Minuten

1 Möhre und Sellerie schälen, beide klein raspeln. Lauchzwiebel waschen und in feine Ringe schneiden. Petersilie waschen und klein hacken. Alles zusammen in eine Schüssel geben.

2 Das Ei verquirlen und zusammen mit dem Parmesan zum Gemüse geben. Mehl hinzufügen. Mit Salz und Pfeffer würzen und gut verrühren.

3 Öl in einer Pfanne erhitzen. Jeweils 1 Esslöffel der Gemüsemasse in die Pfanne geben und mit dem Löffelrücken platt drücken. Gemüsepuffer von beiden Seiten goldgelb anbraten.

4 Apfel schälen, reiben, mit Zitronensaft beträufeln, mit Joghurt und Meerrettich verrühren. Gemüsepuffer mit Lachs und Apfel-Joghurt-Dip servieren.

1 Portion (560 g): 550 kcal, 32 g E, 34 g F, 28 g KH, 560 mg Kalzium

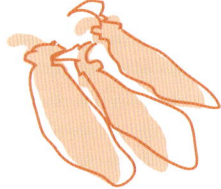

Tipp
Anstelle von Sellerie können Sie auch anderes Wurzelgemüse, wie z. B. Petersilienwurzel oder Steckrübe, verwenden.

Fisch

Garnelen in Zucchinirahm

200 g Zucchini

150 g Garnelen

25 g Tomatenmark

½ TL Sambal Oelek

125 ml Milch (3,5 % Fett)

50 g Sahne

1 EL Olivenöl

4–5 Basilikumblättchen

Salz und Pfeffer

Zubereitungszeit:
20 Minuten

1 Zucchini waschen und in 1 Zentimeter dicke Scheiben schneiden. Garnelen mit kaltem Wasser abbrausen und trocken tupfen.

2 Tomatenmark und Sambal Oelek mit Milch und Sahne anrühren.

3 Öl in einer Pfanne erhitzen. Zucchini darin 5 Minuten anbraten, dann Garnelen dazugeben und weitere 5 Minuten mitbraten. Zum Schluss das Tomatenmark-Milch-Gemisch unterrühren, Basilikumblättchen klein hacken und dazugeben. Mit Salz und Pfeffer abschmecken und 5 Minuten köcheln lassen.

1 Portion (580 g): 520 kcal, 40 g E, 33 g F, 16 g KH, 340 mg Kalzium

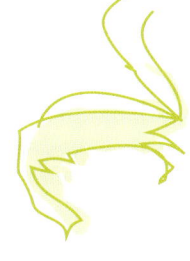

Tipp
Bei Garnelen greifen Sie am besten zu Bio-Aquakultur, um einen Beitrag zum Umweltschutz zu leisten.

Seelachs mit Oliven-Käse-Kruste und Kräuterpüree

300 g Knollensellerie

10 g schwarze Oliven (entsteint)

15 g geriebener Parmesan

10 g Toastbrot

3 TL Olivenöl

Etwas Knoblauch (granuliert)

1 TL Senf (z. B. Dijon)

1 EL gehackte Petersilie

5 g gehackte Mandeln

150 g magerer Fisch (z. B. Zander, Seelachs, Barsch)

Etwas Zitronensaft

1 TL Pinienkerne

2 EL gehackte Kräuter (Salbei, Petersilie, Thymian, Basilikum)

½ TL Wasabi

1 TL Butter

Salz und Pfeffer

Zubereitungszeit: 25-30 Minuten

1 Backofen auf 180 °C Ober- und Unterhitze (160 °C Umluft) vorheizen.

2 Sellerie schälen, klein würfeln. Salzwasser zum Kochen bringen und Selleriewürfel darin 8–10 Minuten garen.

3 In der Zwischenzeit die Kruste vorbereiten. Dafür Oliven, Parmesan, Toastbrot, einen Teelöffel Olivenöl, etwas Pfeffer, Knoblauchgranulat, Senf und Blattpetersilie in einen Mixer geben und pürieren. Die gehackten Mandeln untermischen.

4 Fisch kalt abbrausen, säubern, mit etwas Zitronensaft säuern und dann salzen. Einen Teelöffel Olivenöl in einer Pfanne erhitzen und den Fisch darin von beiden Seiten eine Minute anbraten, dann in eine Auflaufform legen und die Oberseite mit der Oliven-Käse-Nuss-Mischung bestreichen. Im Ofen (mittlere Schiene) 10 Minuten backen, bis die Kruste goldbraun ist.

5 Währenddessen den Sellerie durch eine Kartoffelpresse drücken. Pinienkerne ohne Fett in einer Pfanne anrösten. Kräuter mit einem Teelöffel Öl, Wasabi und Pinienkernen im Mixer pürieren und unter das Selleriepüree mischen. Butter in einer Pfanne zerlassen und das Kräuterpüree darin bei niedriger Temperatur unter ständigem Rühren etwa 5 Minuten garen. Mit Salz würzen.

1 Portion (575 g): 439 kcal, 43 g E, 33 g F, 14 g KH, 510 mg Kalzium

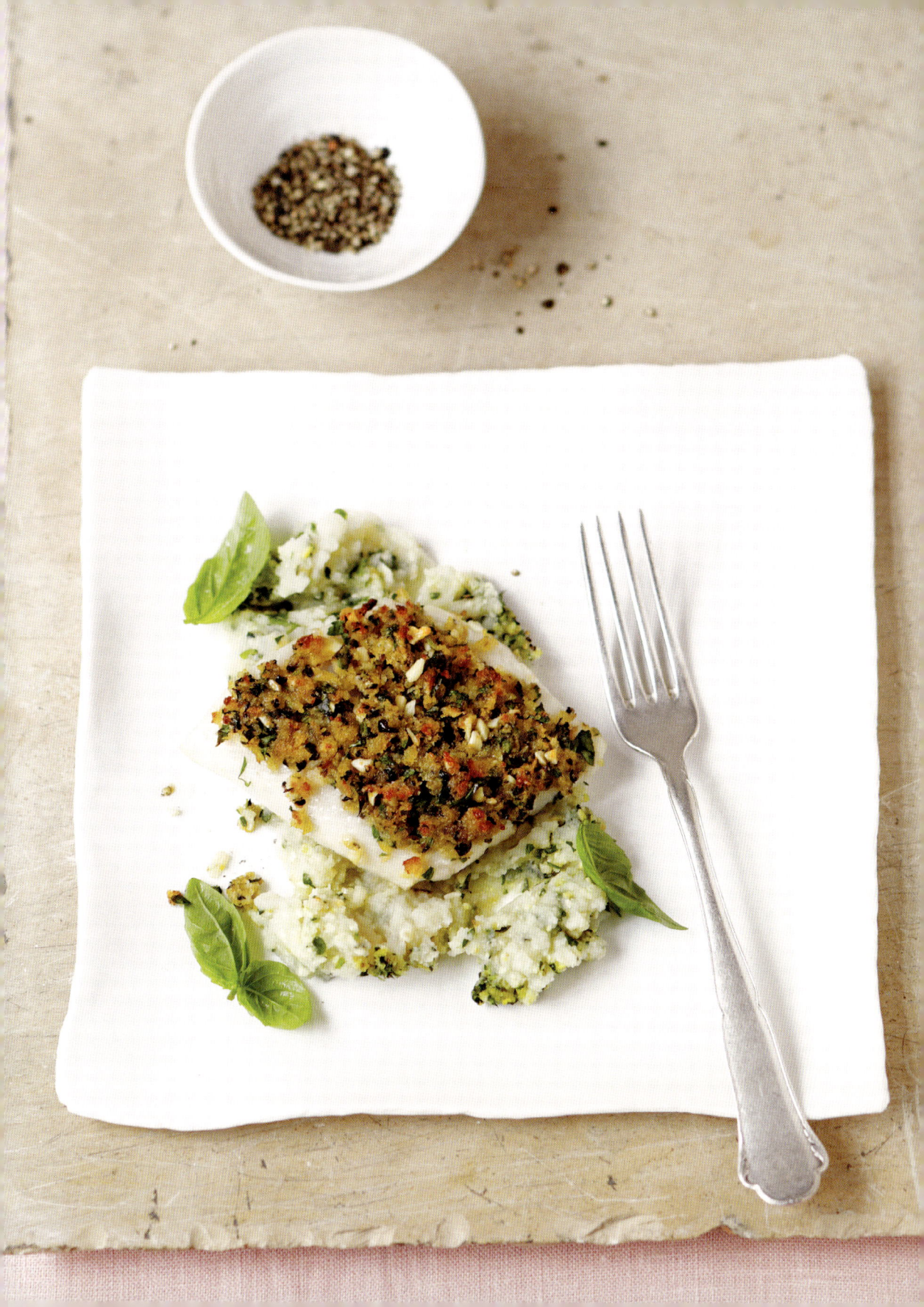

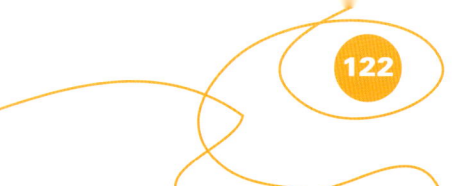

Salat

Schneller Eiersalat „Hawaii"

2 Eier

2 Stangen Staudensellerie

2 Scheiben Ananas aus
der Dose (ungezuckert)

1 EL Ananassaft

20 g Erbsen aus der Dose

125 g Joghurt (3,5 % Fett)

25 g Mayonnaise

½ TL Currypulver

Salz

Zubereitungszeit:
15–20 Minuten

1 Eier hart abkochen, abschrecken, abkühlen lassen, dann pellen und grob würfeln.

2 Die grünen Blätter vom Sellerie entfernen, die Stangen waschen und in 0,5 Zentimeter breite Stücke schneiden.

3 Ananas und Erbsen abtropfen lassen. Ananas würfeln. Joghurt mit Mayonnaise, Curry und Ananassaft verrühren. Alles vermischen und nach Geschmack leicht mit Salz würzen.

1 Portion (460 g): 535 kcal, 22 g E, 38 g F, 25 g KH, 310 mg Kalzium

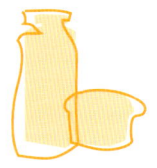

Tipp

Eiersalat ist äußerst vielseitig: Als weitere Zutaten eignen sich Äpfel, Oliven, Radieschen, Champignons etc.

Herbstlicher Schichtsalat mit Krabben

50 g Möhre

50 g Knollensellerie

50 g frische Rote Bete

5 Chicorée-Blätter

50 Mandarinen (Dose)

70 g Nordseekrabben

15 g Mandelblättchen

200 g Joghurt (1,5 % Fett)

80 g saure Sahne

1 EL Mandarinen- oder
   Orangensaft

½ TL Currypulver

30 g geraspelter Käse
   (z. B. Gouda)

Zubereitungszeit:
15–20 Minuten

1 Möhre, Sellerie, Rote Bete schälen und fein raspeln. Chicorée-Blätter waschen und in feine Streifen schneiden. Mandarinen abtropfen lassen, Saft auffangen. Krabben abtropfen lassen.

2 Mandelblättchen in einer Pfanne ohne Fett anrösten.

3 Joghurt mit saurer Sahne, Mandarinensaft und Curry verrühren, leicht salzen.

4 In eine Glasschale (Ø 12 Zentimeter, Höhe etwa 10 Zentimeter) alle Zutaten abwechselnd mit dem Joghurt-Dressing schichten, dabei jede Schicht, mit Ausnahme der Mandarinen, leicht salzen. Mit den Mandeln abschließen.

1 Portion (665 g): 550 kcal, 36 g E, 31 g F, 28 g KH, 665 mg Kalzium

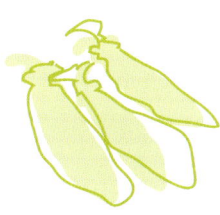

Tipp
Die verschiedenfarbigen Schichten sehen in einer Glasschüssel toll aus, das Auge isst eben mit.

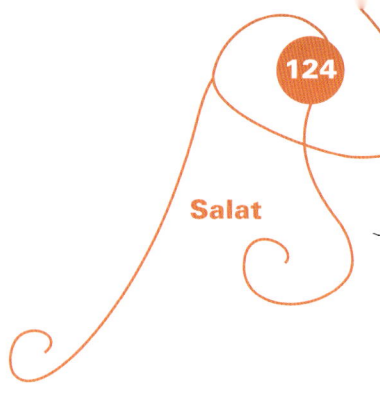

Joghurt-Möhren mit Dattel-Nuss-Topping

3 getrocknete Datteln
(ohne Kern)

20 g Pecannüsse

300 g Möhren

50 g Feta

100 g Joghurt (3,5 % Fett)

50 g Schmand

1 TL Walnussöl

1 TL gehackte Petersilie

Salz

Zubereitungszeit:
15 Minuten

1 Datteln quer in feine Ringe schneiden. Nüsse klein hacken und ohne Fett in einer Pfanne anrösten. Datteln kurz zu den Nüssen geben und mitschwenken.

2 Möhren schälen, raspeln und leicht salzen.

3 Feta zerbröckeln und zu den Möhren geben. Joghurt und Schmand verrühren, mit wenig Salz abschmecken und mit Walnussöl verfeinern. Petersilie unterheben. Möhren mit Joghurt-Dressing vermischen und mit Nuss-Dattel-Topping bestreuen.

1 Portion (445 g): 550 kcal, 18 g E, 43 g F, 23 g KH, 530 mg Kalzium

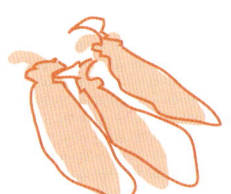

Tipp
Statt Datteln können Sie auch 15 Gramm Rosinen oder eine frische, klein geschnittene Feige verwenden.

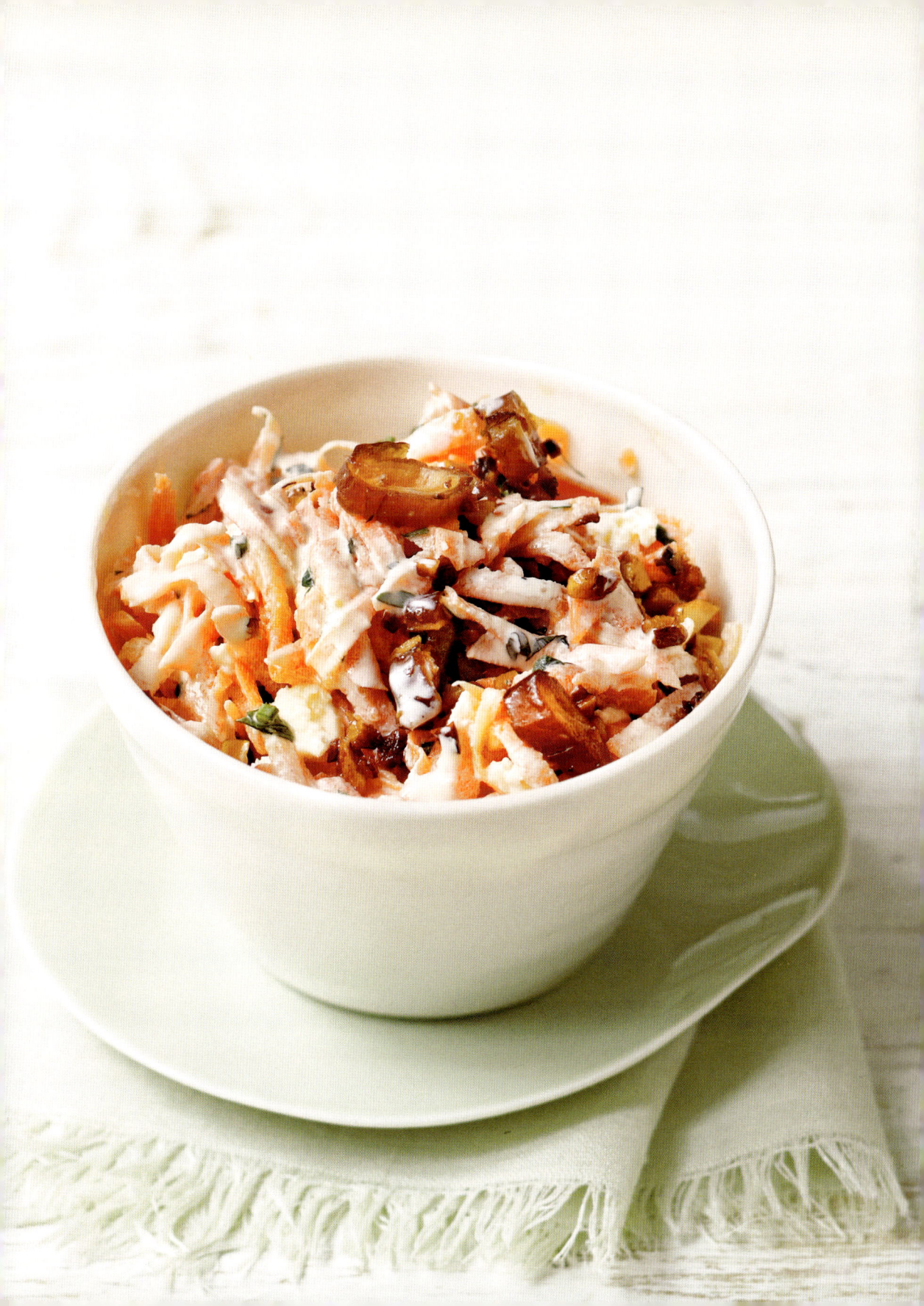

Avocado-Papaya-Salat mit Erdnuss-Joghurt-Dressing

125 g Avocado
  (geschält gewogen)

1 TL Zitronensaft

200 g Papaya
  (geschält gewogen)

20 g Erdnüsse
  (ungesalzen)

15 g Erdnussmus (fein)

2 Zweige Thymian

1 TL Honig

150 g Joghurt (1,5 % Fett)

Zubereitungszeit:
20 Minuten

1 Avocado halbieren, Kern entfernen, mit einem Löffel das Fruchtfleisch aus der Schale lösen und klein würfeln. Mit Zitronensaft beträufeln.

2 Papaya halbieren, entkernen, schälen, ebenfalls klein würfeln und zusammen mit der Avocado in eine Schüssel geben.

3 Nüsse hacken und in einer Pfanne ohne Fett anrösten.

4 Erdnussmus in einem Topf bei geringer Hitze unter Zugabe von 2 Esslöffel Wasser sorgfältig auflösen und abkühlen lassen.

5 Thymianblättchen in einer Pfanne mit dem Honig karamellisieren und noch warm in den Joghurt rühren. Nüsse und Erdnussmus untermischen und das Dressing mit dem Salat vermischen.

1 Portion (510 g): 550 kcal, 16 g E, 46 g F, 18 g KH, 270 mg Kalzium

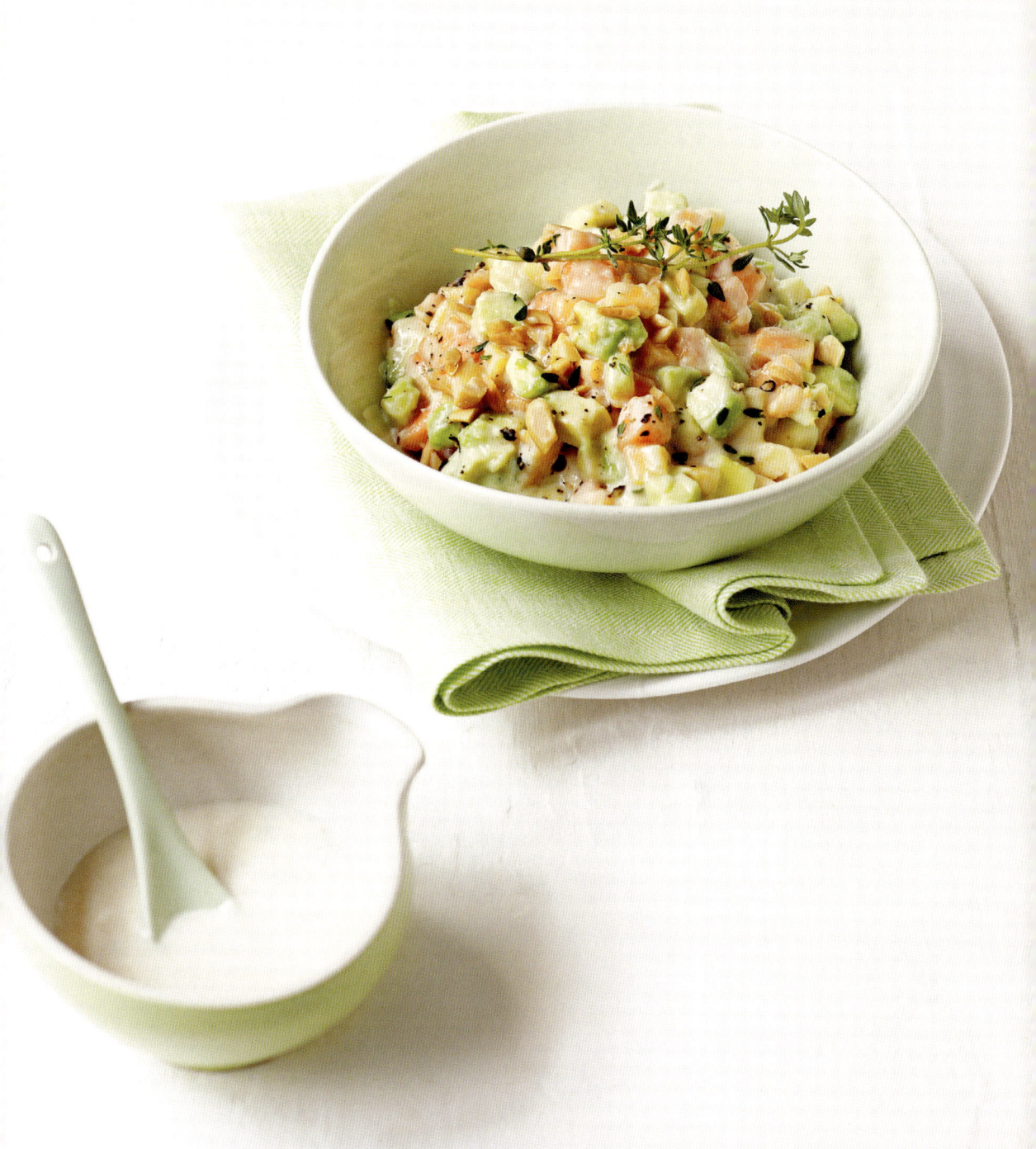

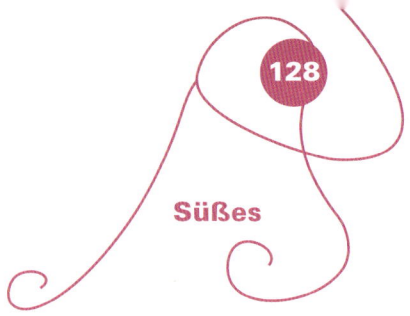

Kokos-Süppchen mit Fruchtkugeln

125 g Galiamelone

70 g Wassermelone

70 g Honigmelone

70 g Papaya

200 g Joghurt (3,5 % Fett)

50 ml Kokosmilch

1 TL Kokoslikör

2-3 frische Minzeblätter

20 g Kokosraspeln

1 Die Melonen und die Papaya halbieren, entkernen und mit einem Kugelausstecher aushöhlen.

2 Joghurt mit Kokosmilch und Kokoslikör verrühren.

3 Minzblätter in Streifen schneiden.

4 Fruchtkugeln in die Joghurt-Kokos-Mischung geben und mit Kokosflocken und Minzblättern servieren.

1 Portion (610 g): 445 kcal, 12 g E, 30 g F, 30 g KH, 315 mg Kalzium

Zubereitungszeit: 15 Minuten

Blaubeer-Omelette mit Sahne

125 g frische Blaubeeren

1 Ei

1 Päckchen Vanillezucker

50 g Ricotta

1-2 EL Milch (1,5 % Fett)

2 TL dunkles Kakaopulver

1 TL Butter

50 g Sahne

½ TL Puderzucker

1 Beeren waschen. Das Ei mit Vanillezucker schaumig schlagen. Ricotta, Milch, Kakaopulver dazugeben und verrühren. Dann die Beeren unterheben.

2 Butter in einer kleinen beschichteten Pfanne zerlassen. Eimasse hineingeben und bei niedriger Hitze 6–8 Minuten mit geschlossenem Deckel stocken lassen. Das Omelette auf einen flachen Teller stürzen, wieder in die Pfanne gleiten lassen und weitere 2–3 Minuten ausbacken.

3 In der Zwischenzeit die Sahne steif schlagen. Puderzucker über das Omelette sieben und mit einem Sahneklecks servieren.

Zubereitungszeit:
15-20 Minuten

1 Portion (330 g): 465 kcal, 16 g E, 34 g F, 24 g KH, 345 mg Kalzium

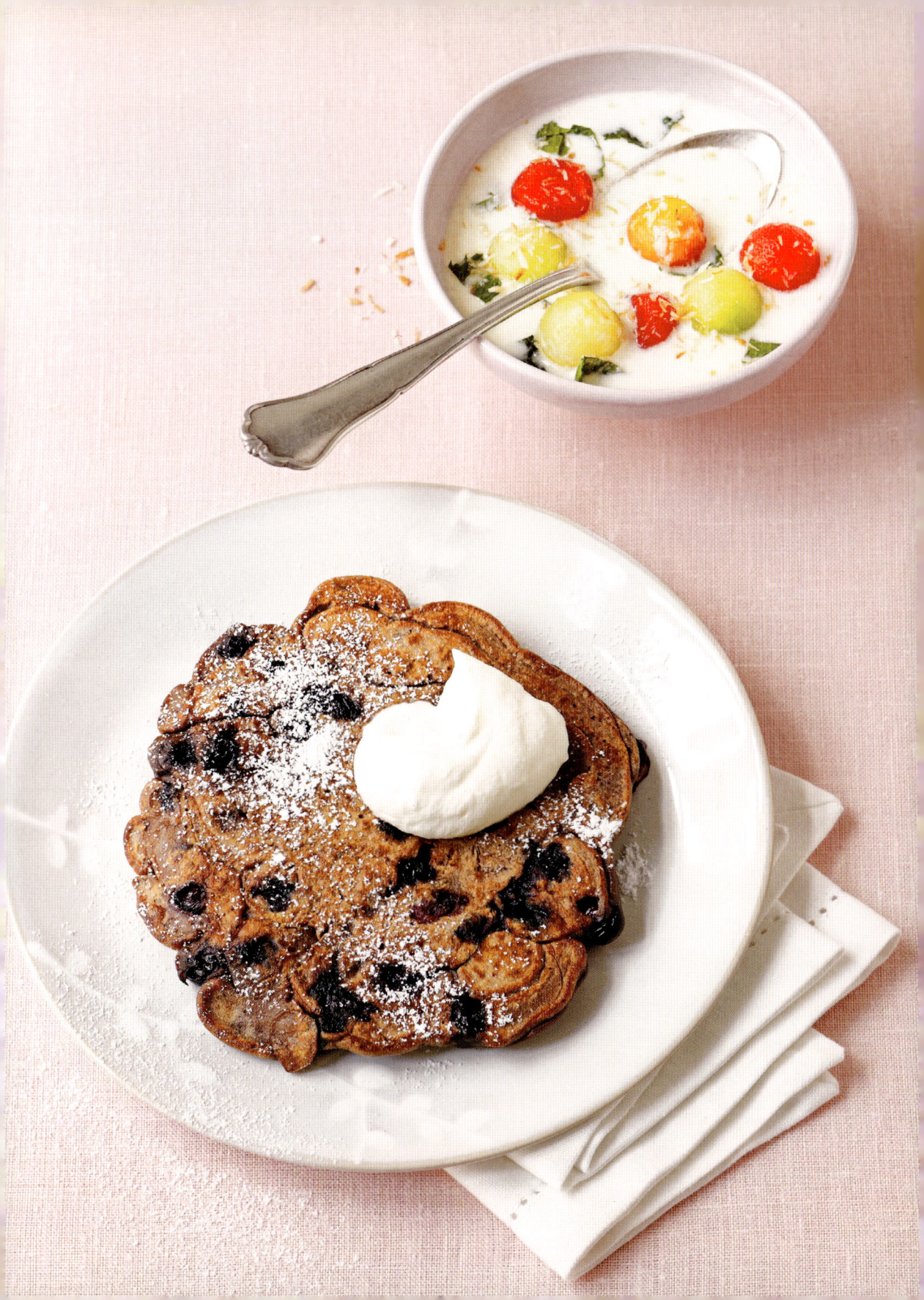

Gefüllte Papaya mit Knusper-Creme

15 g gehackte Mandeln

100 g Pfirsich (geschält, entsteint gewogen)

½ Papaya

15 g Butter

½ TL Zimt

2 Msp. gemahlene Vanille

1 TL Honig

30 g Mascarpone

175 g Magerquark

1 EL Orangensaft

1 TL Puderzucker

Zubereitungszeit: 15 Minuten

1 Mandeln in einer Pfanne ohne Fett anrösten.

2 Pfirsich schälen und würfeln. Papaya entkernen und aushöhlen. Papayafruchtfleisch ebenfalls würfeln.

3 Butter in der Pfanne zerlassen. Zimt, eine Messerspitze gemahlene Vanille und den Honig hinzufügen. Pfirsich- und Papayawürfel in die Zimtbutter geben und 3 Minuten darin schwenken.

4 In der Zwischenzeit Mascarpone mit Quark, Orangensaft, Puderzucker und 1 Messerspitze gemahlener Vanille verrühren. Mandeln unterheben und die Creme in die ausgehöhlte Papayahälfte füllen. Frucht-Zimtwürfel darüber verteilen.

1 Portion (450 g): 525 kcal, 29 g E, 33 g F, 27 g KH, 300 mg Kalzium

Tipp

Im Winter können Sie den Pfirsich durch eine Orange ersetzen.

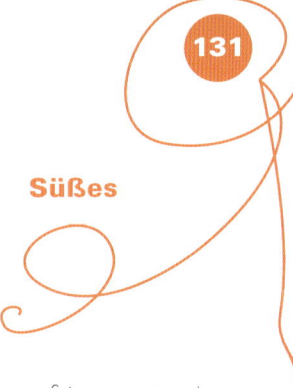

Süßes

Apfel-Quark-Auflauf

125 g Apfel, z. B. Boskop
  (geschält gewogen)

1 TL Zitronensaft

½ TL Zimt

1 Ei

10 g Butter

1 Päckchen Vanillezucker

10 g Eiweißpulver

150 g Magerquark

1-2 EL Milch

5 g Mandelblättchen

1 Prise Salz

Etwas Butter für die Form

Zubereitungszeit:
15 Minuten
Backzeit: 35-40 Minuten

1 Backofen auf 180 °C Ober- und Unterhitze (160 °C Umluft) vorheizen. Eine Auflaufform (Ø 18–20 Zentimeter) mit Butter einfetten.

2 Apfel schälen, vierteln, vom Kerngehäuse befreien und in 2 Zentimeter dicke Würfel schneiden. Mit Zitronensaft beträufeln und mit etwas Zimt bestreuen.

3 Das Ei trennen. Eigelb mit Butter, Vanillezucker und ½ Teelöffel Zimt schaumig schlagen. Eiweißpulver, Quark sowie Milch dazugeben und gut vermischen. Apfelwürfel untermengen.

4 Eiweiß mit einer Prise Salz steif schlagen und vorsichtig unter die Quarkmasse heben. Apfel-Quark-Masse in die Form füllen. Mit Mandelblättchen bestreuen und im Backofen (mittlere Schiene) 35–40 Minuten backen.

1 Portion (380 g): 450 kcal, 39 g E, 19 g F, 29 g KH, 320 mg Kalzium

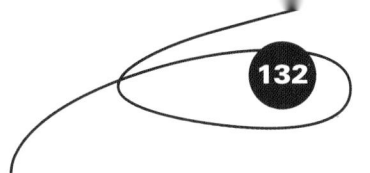

Und jetzt geht es zum Sport!

Sport ist gesund, das weiß jedes Kind. Doch wenn es um das Thema Sport und Abnehmen geht, spalten sich die Meinungen. Die einen schwören auf Sport als beste Abnehmmethode. Bei den anderen dagegen passiert nichts, obwohl sie sich stundenlang auf dem Stepper quälen.

Ausdauertraining zum Abnehmen – ein Mythos?

Gehören Sie auch zu den Personen, die über moderates Ausdauertraining versuchen ihren Speck loszuwerden? Hoch motiviert walken oder joggen Sie sich drei- bis viermal pro Woche die Schweißperlen auf die Stirn, in der Hoffnung, dass die Pfunde purzeln. Frustriert müssen Sie feststellen, dass auf der Waage nicht viel passiert. Und noch weniger passiert, wenn Sie sich Ausdauertraining als alleinige Maßnahme gegen überflüssige Pfunde ausgesucht haben.

Mein Sportexperte Jean-Phillippe Klaack aus Hamburg rät zu mehr Krafttraining als unterstützende Maßnahme beim Abnehmen: „Studien zeigen sehr klar, dass der Ausdauersport ohne gleichzeitige Kalorieneinschränkung leider keinen nennenswerten Gewichtsverlust einbringt. Das heißt nicht, dass Sie nicht joggen oder walken sollen. Ausdauertraining verbessert natürlich die Stoffwechselsituation, unterstützt das Immunsystem, fördert die Fettverbrennung und ist wichtig für die Stärkung des Herz-Kreislauf-Systems. Vor allem wenn es um das Gewichthalten nach einer Diät geht, ist Ausdauersport nicht wegzudenken. Wenn es aber

Ihr Ziel ist, effektiv und nachhaltig abzunehmen, dann müssen Sie Ihre Verbrennungsöfen, also Ihre Muskeln, aktivieren. Diese verbrennen sehr viel Energie, erhöhen den Grundumsatz und formen ganz nebenbei Ihre Figur. Noch größer ist der Effekt des Krafttrainings, wenn Sie das Ganze mit der richtigen Ernährung ergänzen."

Eiweiß – Futter für Ihre Muskeln!

Viele Experten sind der Meinung, dass beim Abnehmen die Zusammensetzung der Kost keine Rolle spielt, solange die Diät energiereduziert ist. Natürlich, abnehmen werden Sie mit jeder Diät, solange es Ihnen gelingt, weniger Kilokalorien zu essen, als Sie verbrauchen. Dennoch wird ein Aspekt immer wieder gerne vergessen: Beim Abspecken geht es nicht nur um die Quantität, sondern auch um die Qualität der verlorenen Körpermasse. Bauen Sie überwiegend Muskeln ab, wird sich Ihr Körper zeitnah mit dem Jo-Jo-Effekt rächen. Verlieren Sie dagegen mehr Fett und schonen gleichzeitig die Muskeln, haben Sie gute Chancen, sich auch langfristig leichter zu fühlen. Unter diesem Gesichtspunkt spielt die Zusammensetzung des Essens sogar eine sehr große Rolle.

**Krafttraining + Milcheiweiß =
der beste Muskelkick für maximalen
Fettabbau!**

Kräftigungstraining regt das Muskelwachstum an. Um ihr Wachstumspoten-
zial zu erhöhen, ist es ratsam, hochwertige
Eiweiße zu essen. Dadurch erzielen Sie
einen maximalen Muskelaufbau, bei
gleichzeitigem Fettabbau. Die besten Resultate werden mit Milcheiweiß, speziell
mit dem Molkenprotein, erzielt. Verantwortlich für diesen Effekt werden die muskelschützende Aminosäure Leucin sowie
das fettverbrennende Kalzium gemacht.
Kohlenhydrate oder pflanzliche Eiweiß-
quellen wie Soja sind weniger effektiv.

Wer die Milchdiät mit Sport, insbesondere
Krafttraining, kombiniert, schafft die besten
Voraussetzungen, um reichlich Fettmasse
– besonders am Bauch – abzubauen und
innerhalb weniger Wochen Muskeln aufzubauen. Das schafft keine kohlenhydratreiche, eiweißarme Diät, die ebenfalls an ein
Sportprogramm gekoppelt ist.

**Der Timing-Effekt:
Wann sollten Sie Eiweiß zuführen?**

Wann Sie das Eiweiß verzehren, ist entscheidend für den Erfolg. Den besten
Effekt für den Muskelaufbau erzielen Sie
beim Verzehr von 20 bis 25 Gramm Eiweiß
bis spätestens eine Stunde nach dem Training. Dann sind die Muskelzellen noch
ganz gefräßig und können das Eiweiß ein-
schleusen. So ist es möglich, in nur drei
Monaten fast zwei Kilogramm kalorienver-
brennende Muskelmasse auf- und fast die
gleiche Menge Körperfett abzubauen.

20 bis 25 Gramm Eiweiß stecken in:

500 Milliliter fettarmer Milch
  oder Buttermilch
150 Gramm Magerquark
125 bis 150 Gramm magerem Fleisch
  und Geflügel
150 bis 200 Gramm magerem Fisch
  (z. B. Zander, Scholle, Kabeljau)

**Hungrig vor dem Sport?
Meiden Sie die Banane!**

Kennen Sie die Aussage „Fette verbrennen nur im Feuer der Kohlenhydrate"?
Das bedeutet, dass Kohlenhydrate als
Feuerzeug nötig sind, um die Fett-
schmelze anzuheizen. Das ist richtig,
allerdings müssen Sie ein Streichholz
auch nicht ewig lang in die Flamme halten, um es anzuzünden. Mit anderen
Worten: Sie brauchen zwar Kohlenhydrate als Zündstoff, aber nur eine geringe
Menge, und die kann Ihr Körper selbst
aus Nahrungseiweiß bilden. Zu viele Kohlenhydrate direkt vor dem Training haben
für abnehmwillige Freizeitsportler einen
entscheidenden Nachteil – sie hemmen
auch die Fettverbrennung. Egal ob moderates Ausdauer- oder Krafttraining – um
den Fettverbrennungseffekt Ihrer Trainingseinheit nicht zu gefährden, ist es
ratsam, direkt vor dem Sport auf Kohlenhydrate zu verzichten. Den besten Ver-
brennungseffekt erzielen Sie zwar, wenn
Sie vor der Trainingseinheit gar nichts
essen, viele halten das jedoch nicht durch.
Ist der Hunger zu groß, dann greifen Sie
etwa 30 Minuten vor dem Training statt
zu Kohlenhydraten lieber zu einem eiweißreichen Snack wie einem Glas Butter-

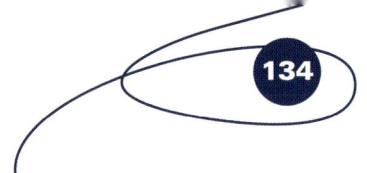

milch oder zwei Scheiben Schinken. Eiweiße haben den Vorteil, dass sie Ihrer Fettverbrennung nicht im Weg stehen.

Eiweißshakes – eine gute Alternative
Hochwertige Eiweißshakes liefern alle wichtigen Eiweißbausteine, die Ihr Körper fürs Muskelwachstum benötigt. Achten Sie darauf, dass ein Großteil des Präparates aus Milch- oder Ei-Albumin besteht. Vorsicht, wenn nichts deklariert ist. Dann kann schon mal der Großteil aus Gelatine bestehen. Das ist tierisches Eiweiß mit der geringsten biologischen Wertigkeit.

Achten Sie auf folgende Zusammensetzung beim Kauf von Eiweißpulver:
80 bis 90 Gramm Eiweiß,
weniger als drei Gramm Kohlenhydrate,
mehr als acht Gramm Leucin
und etwa 600 Gramm Kalzium
sollten pro 100 Gramm Pulver enthalten sein.

R2M-Methode: Große Effekte bei kleinem Zeitaufwand

Sie sind beruflich eingespannt, ständig unterwegs oder müssen das Familienleben managen, sodass Ihnen noch kaum Zeit für Sport bleibt? Kein Problem, sagt mein Sportexperte Jean-Phillippe Klaack, der die R2M-Methode (reduction to maximum) entwickelt hat. Gemeint ist damit ein „reduzierter Aufwand für einen maximalen Trainingseffekt".

„Wer effektiv Kalorien verbrennen will, um sein Hüftgold zu schmälern, der braucht ein einfaches, zeitsparendes, aber effizientes Bewegungskonzept, welches das Energiekonto selbst in Ruhe ins Minus treibt. Für ein effektives Muskeltraining sollten Sie nach neuesten Forschungsergebnissen täglich maximal zehn bis fünfzehn Minuten Ihrer Zeit investieren. Ein Durchgang mit zehn Übungen à zehn Wiederholungen reicht schon aus, um Ihren Energieverbrauch pro Tag um fast 100 Kilokalorien zu erhöhen. Ganz nebenbei ist der Nachbrenneffekt, also der Kalorienverbrauch nach dem Muskeltraining, noch bis zu 72 Stunden und die Muskelaufbau-Aktivität bis zu 48 Stunden erhöht. Und wer regelmäßig mindestens zweimal pro Woche über einen längeren Zeitraum seine Übungen wiederholt, der kann dauerhaft seinen Grundumsatz um über 120 Kilokalorien pro Tag erhöhen."

Fit in 10 Minuten mit dem R2M-Prinzip
Mit den R2M-Übungen von Jean-Phillippe Klaack können Sie täglich ein Turbotraining mit maximalem Effekt erzielen. Das R2M-Prinzip ist denkbar einfach: Es verbindet das zeitsparende Antagonistentraining (Aktivierung gegenüberliegender Muskelgruppen im Wechsel ohne Pausen wie Brust und Rücken) mit dem hoch intensiven HIT-Training (Bewegungsausführung im Zeitlupentempo).

Kurz – R2M ist:
• Zeitsparend – durch Pausenminimierung und nur einen Durchgang.
• Effektiv – durch saubere, langsame Übungsausführung, die die Muskeln intensiver beansprucht.
• Zu Hause durchführbar – als Mikro-Zirkeltraining mit zehn Übungen an zehn Stationen in Ihrer Wohnung!

Fit in 10 Minuten
Mikro-Zirkeltraining – effektiv und zeitsparend!

Effektiv: durch saubere, langsame Übungsausführung, die die Muskeln intensiver beansprucht und ...

zeitsparend: jede Übung nur mit einem Durchgang.

„Los geht's!" 10 Ganzkörperübungen für zu Hause von Jean-Phillippe Klaack:

1. Übung:

Warm-up:
Trommler (60 Sekunden)
Ausgangsstellung: Bäuchlings am Boden, die Arme nach vorn gestreckt. Die Füße werden leicht über dem Boden gehalten.

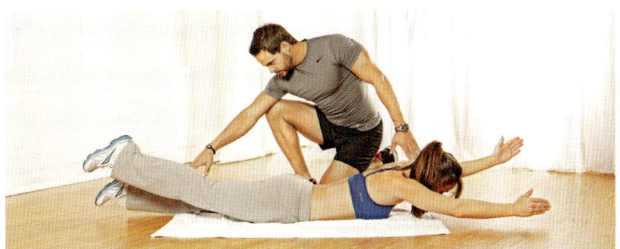

Bewegung und Endposition:
Die Arme und Beine führen gleichzeitig in angemessenem Tempo eine trommelnde Bewegung aus. Der Blick ist stets nach unten zum Boden gerichtet.

2. Übung

Esels-Kick
Beine und Po (30 Sekunden pro Bein)
Ausgangsstellung:
Im Vierfüßerstand, die Schultergelenke sind über den Händen, die Arme gestreckt und ein Knie ist auf dem Boden positioniert. Das andere Bein wird 90 Grad angewinkelt und knapp über dem Boden gehalten. Der Rücken ist in einer leichten Katzenbuckel-Haltung.

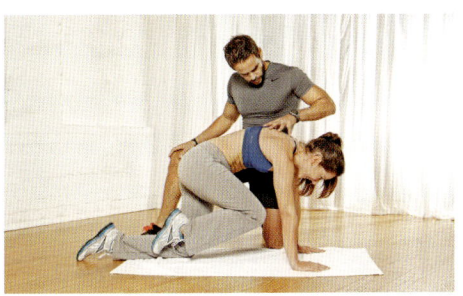

Bewegung und Endposition:
Das freie Knie wird nach vorn geführt, die Brust bewegt sich gleichzeitig zum Knie. Danach wird die Brust in dieser Position gehalten, während das stets 90-Grad-gewinkelte Bein nach hinten oben geführt wird. Die Endposition ist erreicht, sobald die Muskelkontraktion im Gesäß und der Oberschenkelrückseite maximal spürbar wird.

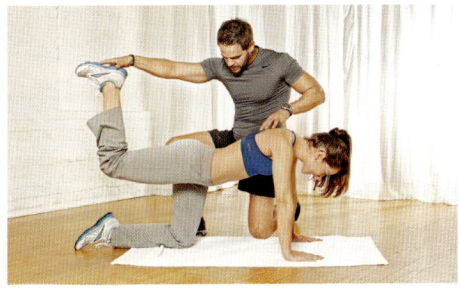

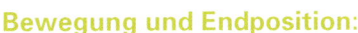

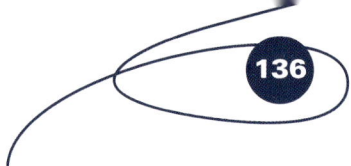

3. Übung

Ausfallschritte
Beine – Po (30 Sekunden pro Bein)
Ausgangsstellung:
Füße hüftbreit ausrichten. Einen Fuß nach hinten
führen und am Boden aufsetzen. Beide Füße zeigen
stets nach vorn. Der Unterschenkel des vorderen
Beins ist zu jedem Zeitpunkt der Bewegung senkrecht, demzufolge wird das Knie stets über dem
Fußgelenk gehalten. Der Oberkörper ist konstant
aufrecht, der Blick nach vorn gerichtet und die gestreckten Arme werden vor dem Körper gehalten.

Bewegung und Endposition:
Das Knie des hinteren Beines wird zum Boden
gesenkt, gleichzeitig werden die gestreckten Arme
nach hinten oben geführt und die Daumen nach
außen gedreht. Hier wird die Endposition erreicht.

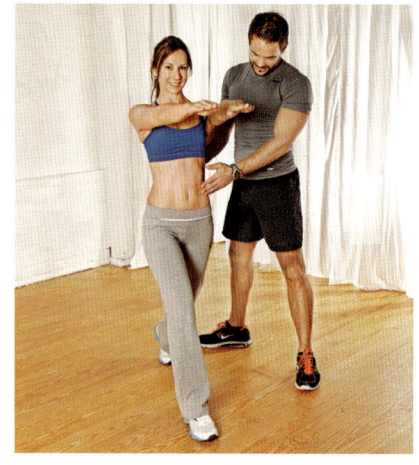

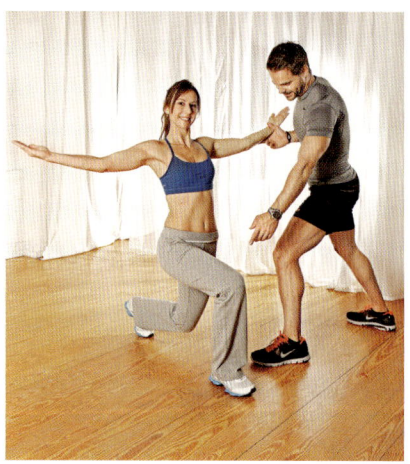

4. Übung

Aktivphase: Crunch
Bauch gerade (60 Sekunden)
Ausgangsstellung:
Rücklings am Boden. Die Hände
werden in den Nacken gelegt und
die Ellbogen neben dem Kopf und
leicht über dem Boden gehalten.

Bewegung und Endposition:
Der Oberkörper wird nach vorn
oben geführt, die Schultern heben
sich bis ca. 20 Zentimeter vom
Boden. Der Blick ist stets nach oben
zur Decke gerichtet. Die Endposition
ist erreicht, sobald die Muskelkontraktion im Bauchmuskel maximal
spürbar wird.

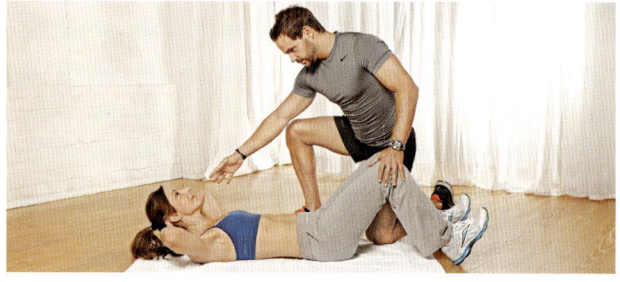

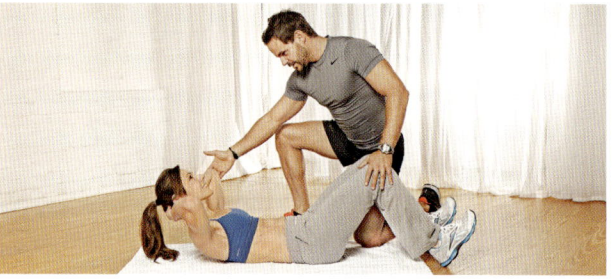

5. Übung

Rückenstrecker
Unterer Rücken (60 Sekunden)
Ausgangsstellung:
Bäuchlings am Boden. Die Hände
werden im Nacken verschränkt, die
Ellenbogen leicht über dem Boden
gehalten. Die Fußspitzen sind am
Boden aufgesetzt.

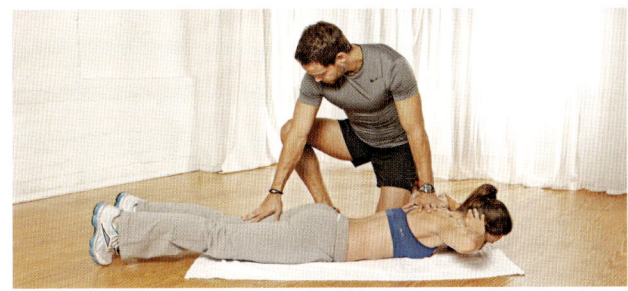

Bewegung und Endposition:
Der Oberkörper wird sehr langsam
nach oben geführt. Der Blick ist
stets nach unten zum Boden gerichtet. Die Endposition ist schnell erreicht, daher muss diese Bewegung
bewusst in Zeitlupe ausgeführt werden. Der Oberkörper hebt sich fünf
bis maximal zehn Zentimeter!

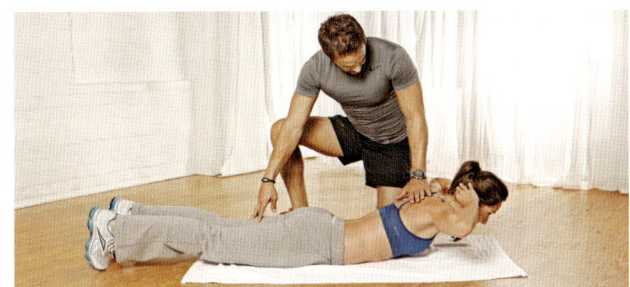

6. Übung

Rumpf-Seitbeugen 1
Rumpfmuskulatur (60 Sekunden)
Ausgangsstellung:
Rücklings am Boden. Die Schultern, der
Kopf und die gestreckten Arme seitlich
neben dem Körper werden leicht über
dem Boden gehalten. Die Beine sind bei
ca. 90 Grad gewinkelt, die Füße sind mit
den Fersen am Boden aufgestellt. Der
Blick ist stets nach oben gerichtet.

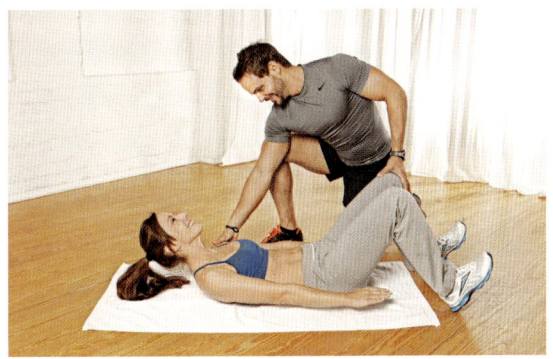

Bewegung und Endposition:
In dieser Halteposition wird der Oberkör-
per zu den Seiten bewegt, sodass die
Hände in Richtung der Fersen geführt
werden. Die Bewegung wird im direkten
Wechsel von links nach rechts vollzogen.
Die Endpositionen werden erreicht, sobald
die Muskelkontraktion in der seitlichen
Rumpfmuskulatur maximal spürbar wird.

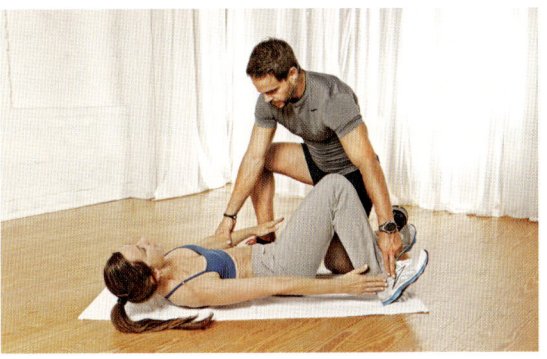

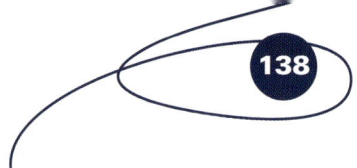
7. Übung

Rotator
Rumpfmuskulatur (60 Sekunden)
Ausgangsstellung:
Sitzend am Boden. Die Beine sind angewinkelt, die Füße sind mit den Fersen am Boden aufgestellt. Der Oberkörper ist aufrecht, die Arme gesteckt nach vorn und parallel zum Boden ausgerichtet. Die Hände berühren sich und bauen gegeneinander Druck auf, sodass man eine deutliche Spannung in der Brust-, Schulter- und Armmuskulatur spürt. Der Blick ist stets nach vorn gerichtet.

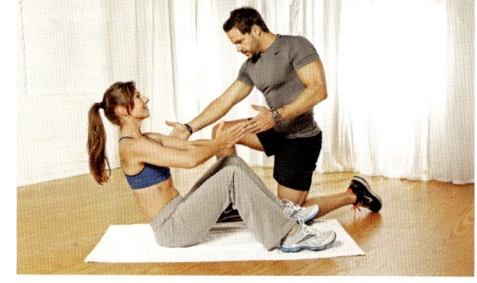

Bewegung und Endposition:
In dieser Halteposition wird der Oberkörper seitlich um die Wirbelsäule rotiert. Die Bewegung wird im direkten Wechsel von links nach rechts vollzogen. Die Endpositionen werden erreicht, sobald die Muskelkontraktion in der seitlichen Rumpfmuskulatur maximal spürbar wird.

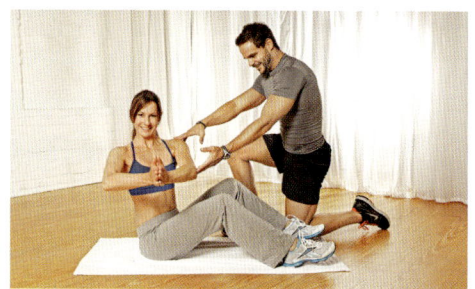

8. Übung

Rumpf-Seitbeugen 2
Rumpfmuskulatur (60 Sekunden)
Ausgangsstellung:
Bäuchlings am Boden. Die Hände seitlich neben dem Kopf und der gesamte Oberkörper werden ca. fünf bis maximal zehn Zentimeter gerade über dem Boden gehalten. Die Fußspitzen sind aufgesetzt.

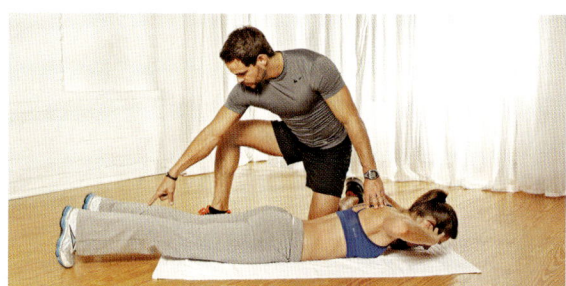

Bewegung und Endposition:
In dieser Position wird der Oberkörper zu den Seiten bewegt, sodass die Ellbogen in Richtung der Hüften geführt werden. Die Bewegung wird im direkten Wechsel von links nach rechts vollzogen. Die Endpositionen werden erreicht, sobald die Muskelkontraktion in der seitlichen Rumpfmuskulatur maximal spürbar wird.

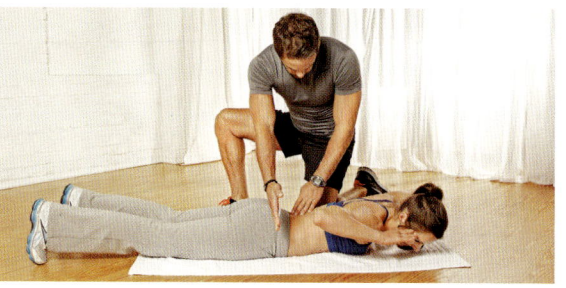

9. Übung
Liegestütz
Brust, Schultern, Arme
(60 Sekunden)
Ausgangsstellung:
Liegestützposition einnehmen,
Hände schulterbreit ausrichten.
Je nach Schwierigkeit werden
entweder beide Knie oder nur
ein Knie am Boden aufgesetzt.

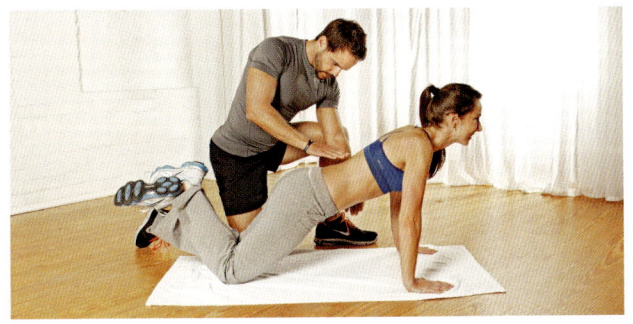

Bewegung und Endposition:
Der Oberkörper wird in gerader
Linie nach vorn gekippt. Die Hände
werden maximal den Achselhöhlen
genähert. Der Blick ist nach unten
gerichtet.

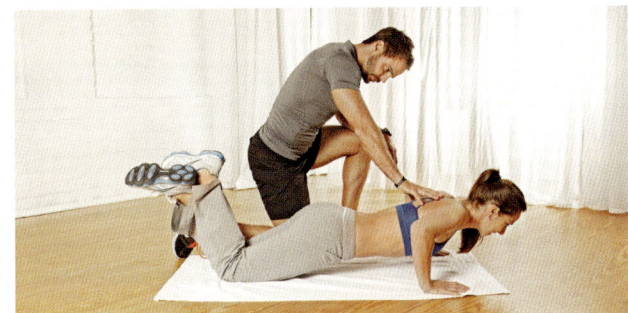

10. Übung:
Cool-down:
Trommler-Reverse (60 Sekunden)
Ausgangsstellung:
Rücklings am Boden, die Arme nach
hinten gestreckt. Die Füße werden
leicht über dem Boden gehalten.

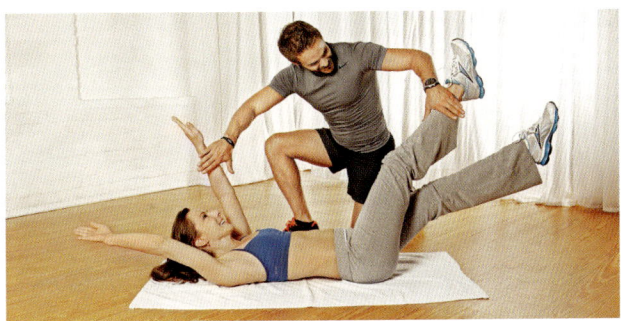

Bewegung und Endposition:
Die Arme und Beine führen gleichzeitig in langsamem Tempo eine
trommelnde Bewegung aus. Die
Füße werden deutlich über dem
Boden gehalten. Die Bauchmusku-
latur wird bewusst angespannt, sodass der untere Rücken stets Kontakt
zum Boden hält. Der Blick ist nach
oben zur Decke gerichtet.

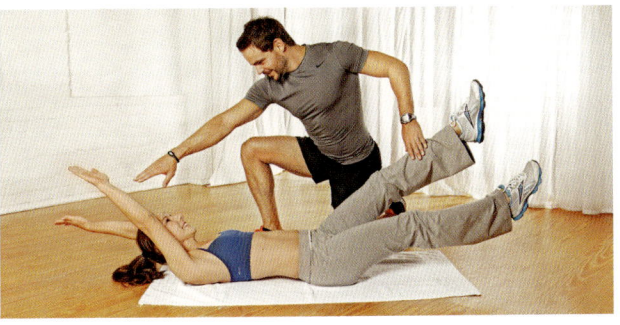

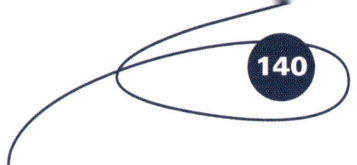

Vor allem im Frühjahr und Sommer ist Outdoor-Training angesagt!

Draußen im Sonnenlicht Sport treiben ist nicht nur erfrischend und belebt den Geist, sondern fördert vor allem im Frühjahr und Sommer auch die Bildung von Vitamin D in der Haut. Und das brauchen Sie, wenn Sie im Rahmen der Milchdiät das Milchkalzium als Fatburner noch effektiver nutzen möchten. Vor allem Übergewichtige, die niedrigere Vitamin-D-Spiegel haben, können über Outdoor-Training ihrer Figur und Gesundheit etwas Gutes tun.

Jean-Phillippe Klaack, Erfinder von „Trimmfit" – die moderne Trimm-dich-Pfad-Generation des 21. Jahrhunderts –, kennt die Vorteile von Outdoor-Training: „Wir leben in einer überterminisierten Gesellschaft, in der kaum Zeit für sportliche Betätigung bleibt. Wer gerne draußen laufen geht, wird anschließend wohl kaum ins Fitnessstudio fahren, um Geräte zu stemmen. Trimm-dich-Pfade waren schon in den 80er-Jahren angesagt. Heute – angepasst an die Bedürfnisse unserer Gesellschaft – wieder zum Leben erweckt, bieten die aufgepeppten Varianten eine optimale Alternative, Ausdauer- und Muskeltraining zu verbinden. Deswegen finden Sie Trimmfit-Geräte dort, wo Menschen joggen. Außerdem bietet Outdoor-Fitnesstraining mehr Flexibilität, da Sie unabhängig von Öffnungszeiten trainieren können. Zusätzlich wird der Geldbeutel geschont, da solche Trainingsgeräte kostenfrei nutzbar sind. Und wo kein Trimmfit steht, schafft die Parkbank Abhilfe."

1. Übung
Ausfallschritte
Beine und Po (12 bis 15 Wdh. pro Bein)
Ausgangsstellung:
Füße hüftbreit ausrichten. Mit den Händen die Oberkante der Parkbanklehne greifen. Einen Fuß nach hinten führen und am Boden aufsetzen. Beide Füße zeigen stets nach vorne. Der Unterschenkel des vorderen Beins ist zu jedem Zeitpunkt der Bewegung senkrecht, demzufolge wird das Knie stets über dem Fußgelenk gehalten. Der Oberkörper ist konstant aufrecht, der Blick nach vorne gerichtet.

Bewegung und Endposition:
Das Knie des hinteren Beines wird zum Boden gesenkt. Die Arme gestreckt halten.

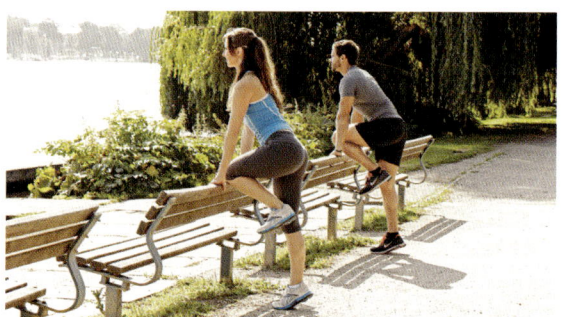
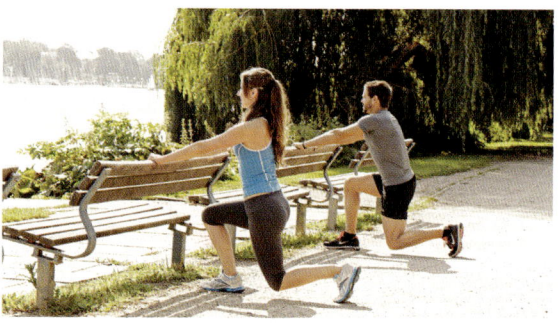

2. Übung
Crunch
Bauch gerade (15 bis 20 Wdh.)
Ausgangsstellung:
Mit dem Gesäß auf der Vorderkante der
Parkbanksitzfläche Platz nehmen. Mit den
Händen die Hinterkante der Parkbank grei-
fen. Der Oberkörper neigt sich nach hinten,
ohne die Lehne zu berühren. Die Beine wer-
den nach oben geführt, sodass annähernd
ein 90-Grad-Winkel zwischen Oberschen-
keloberseiten und Rumpf entsteht.

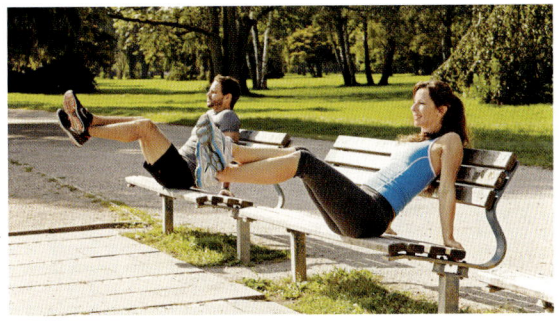

Bewegung und Endposition:
Die Beine werden zur Brust und die Brust
zu den Beinen geführt. Der Blick ist stets
nach vorn gerichtet. Die Endposition ist
erreicht, sobald die Muskelkontraktion im
Bauchmuskel maximal spürbar wird oder
sich Brust und Knie berühren.

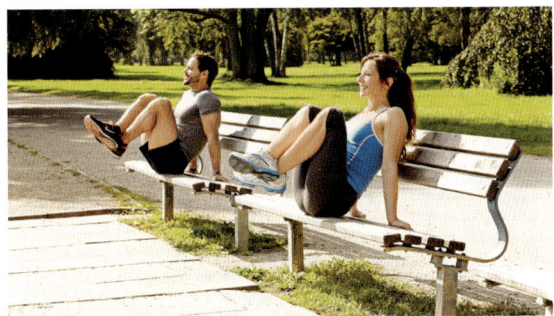

3. Übung
Liegestütz
Brust, Schultern, Arme (12 bis 15 Wdh.)
Ausgangsstellung:
Mit den Händen die Oberkante der Park-
bankrückenlehne greifen – gut Trainierte
können sich auch auf der Sitzfläche abstüt-
zen. Liegestützposition einnehmen, Hände
schulterbreit ausrichten. Je nach Schwierigkeit werden entweder beide Füße oder nur
ein Fuß am Boden aufgesetzt. Bei der Ein-
Fuß-Variante befindet sich der Fuß leicht
über dem Boden.

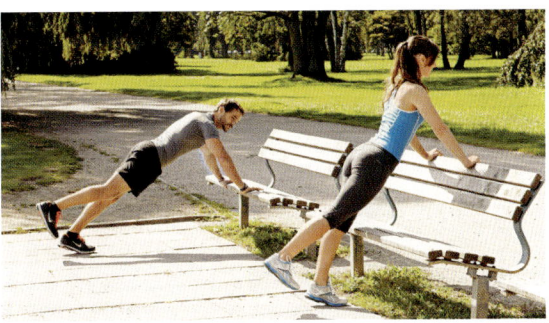

Bewegung und Endposition:
Der Oberkörper wird in gerader Linie nach
vorn gekippt. Die Hände werden maximal
den Achselhöhlen genähert. Der Blick ist
nach vorn unten gerichtet.

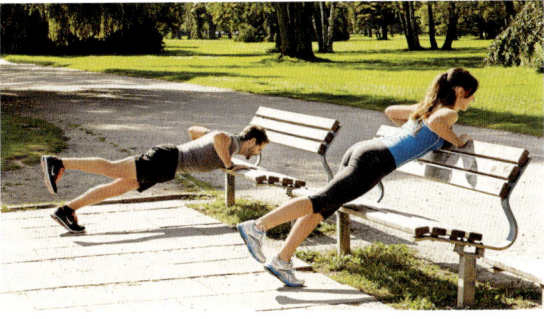

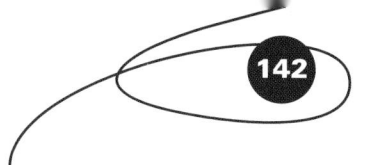

Entspannt abnehmen!

Stress ist die Reaktion auf unseren modernen Lebensstil. Die meisten verbinden damit etwas Negatives, etwa das hektische Koordinieren von Terminen oder das Erfüllen von zahlreichen Aufgaben unter Zeitdruck. Sicherlich denken Sie an den typisch erschöpften Manager, der von einem Termin zum nächsten hetzt. Diese Form von Stress muss keinesfalls gesundheitsschädlich sein. Studienergebnissen zufolge haben nicht Manager, sondern beispielsweise Arbeitslose höhere Stresswerte zu beklagen. Ein Leben ohne positive Reize und Aufgaben, das Gefühl, nutzlos zu sein, kann als negative Stressform Depressionen fördern und die Gesundheit gefährden. Menschen dagegen, die erfolgreich sind, sich immer neue Anreize im Leben schaffen, haben selbst unter größtem Zeitdruck niedrigere Stresswerte.

Negativer Stress wirkt sich auf die Figur aus

Nicht nur ungesundes Essen und Bewegungsmangel fördern die Rundungen an Bauch und Hüften. Forscher sehen auch in negativen Stressoren wie Schlafmangel, Depressionen, Frust, Kummer, Ängsten oder Rauchen potenzielle Dickmacher. Vor allem das Stresshormon Cortisol scheint in diesem Zusammenhang eine „gewichtige" Rolle zu spielen.

Negativer Stress fördert Bauchfett!

An diesem Zusammenhang besteht kein Zweifel mehr. Zu Urzeiten, als wir beim Jagen immer wieder größeren Gefahren ausgesetzt waren, erwies sich die Cortisolausschüttung als überlebenswichtig. Sie hat dafür gesorgt, dass Energie für die Flucht bereitgestellt wurde, um eine schnelle Reaktion zu ermöglichen. Was aber, wenn wir heutzutage trotz Stress nicht fliehen wollen oder können? Was passiert mit der bereitgestellten Energie? Da sie nicht verbraucht wird, erfolgt einfach eine Umleitung in Richtung Körpermitte. Stress macht also einen dicken Bauch. Das sieht nicht nur unschön aus, sondern fördert auch Krankheiten wie Diabetes, Fettstoffwechselstörungen oder Bluthochdruck.

Leidet die Seele, muss die Figur dran glauben!

Kummer, Frust und Depressionen lassen erwiesenermaßen die Pfunde wachsen. Wissenschaftler haben herausgefunden, dass depressive Menschen ein um 58 Prozent erhöhtes Risiko haben, dick zu werden. Und wer dick ist, verstärkt dadurch wiederum häufig die Depression – ein Teufelskreis.

Schlafmangel geht auf die Hüften

Wer weniger als sechs Stunden pro Nacht schläft, isst mehr. Schuld ist das durch Schlaflosigkeit verursachte Hormonchaos, das die Hunger-Sättigungs-Regulation aus der Bahn wirft, indem es den Appetit erhöht. Vor allem Süßigkei-

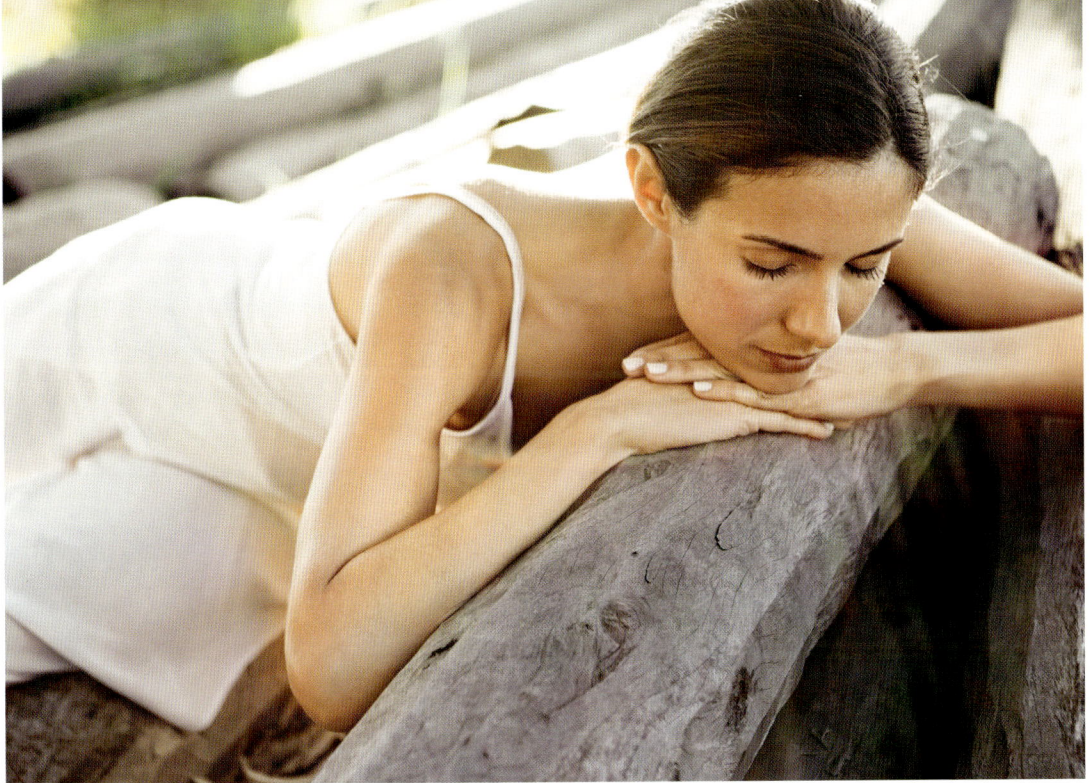

Regelmäßige Entspannung wirkt sich auch positiv auf Ihre Figur aus.

ten sind vor keinem Wenigschläfer sicher. Getoppt wird die Stressreaktion, wenn vor dem Schlafengehen auch noch die Flimmerkiste läuft.

So wirkt Cortisol als Hauptakteur bei der stressbedingten Gewichtszunahme

Ob Schlafmangel oder Depression – der dickmachende Mechanismus ist bei allen negativen Stressarten derselbe. Cortisol wird ausgeschüttet und setzt Stoffwechselprozesse in Gang, die ungünstige Auswirkungen auf die Figur haben:

1. Sie essen mehr!

Cortisol wirkt appetitanregend, weil es das Sättigungshormon Leptin senkt und dafür eine Ausschüttung des Appetitmachers Ghrelin fördert. Leider bekommen Sie weniger Lust auf gesundes Gemüse.

Im Gegenteil: Das Gehirn fordert Zucker. Und den holt es sich, indem es den Appetit auf Süßes und Kalorienreiches anregt. Kurzfristig stellt sich ein wohliges Gefühl ein. Gleichzeitig steigt die Gefahr, das Verhaltens-Reaktions-Muster „Stress→Essen→Besserfühlen" zu einer Gewohnheit werden zu lassen.

2. Sie verbrauchen weniger Kalorien!

Cortisol fördert den Abbau von energieverbrennenden Muskeln, wodurch der Grundumsatz sinkt und ein Energieüberschuss gefördert wird.

3. Die Fettspeicherung wird aktiviert

Cortisol bewirkt einen Blutzuckeranstieg, auf den der Körper mit einer Ausschüttung des Masthormons Insulin antwortet. Insulin wiederum fördert die Fettdeponierung vor allem am Bauch.

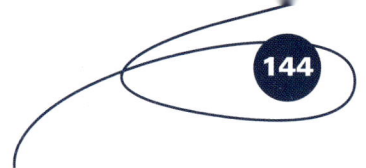

Mehr Entspannung für bessere Diäterfolge

Für eine erfolgreiche und gesunde Gewichtsreduktion reichen gesunde Ernährung und Bewegung als Maßnahmen nicht aus. Stressabbau durch eine bewusste Gestaltung des Alltags mit Entspannungsphasen darf als dritte Säule in einem Abnehmkonzept nicht fehlen.

1. Wer schläft, sündigt nicht!

Sorgen Sie für einen ausreichenden und erholsamen Schlaf. Frank Ritter, unser Experte für Entspannung, verrät Ihnen Tipps und Tricks, wie Sie nachts dem Schäfchenzählen ein Ende setzen können:

Nehmen Sie keine negativen Gedanken mit ins Bett

Machen Sie vor dem Schlafengehen eine „Tages-Erfolgskontrolle". Schreiben Sie stichpunktartig auf, was Ihnen tagsüber Positives widerfahren ist. Welche Erfolge hatten Sie? In welchen Situationen waren Sie mit sich zufrieden? Wurden Sie gelobt oder hat jemand etwas Nettes zu Ihnen gesagt? Positive Emotionen entspannen. Indem Sie sich selbst ein positives Feedback geben, schlafen Sie mit einem guten Gefühl ein.

Vergessen Sie nicht zu notieren, sonst können Sie Ihren Schlaf vergessen!

Kennen Sie das? Kurz vor dem Einschlafen fällt Ihnen noch eine Idee, eine Lösung für ein Problem oder noch zu erledigende Dinge ein. Sie sind plötzlich hellwach, schlafen dann wieder ein, jedoch immer begleitet von Wachzuständen, weil Sie nicht abschalten können. Man spricht auch vom Alphaschlaf: Ihr Gehirn schwingt hierbei auf einer Wellenlänge, auf der das Unterbewusstsein sehr gut arbeiten kann. Legen Sie deshalb einen Notizblock neben das Bett und schreiben Sie Ideen oder Erledigungen sofort auf. Somit werden Sie die Gedanken nicht vergessen und können beruhigt in den Schlaf versinken.

Lenken Sie Ihre Gedanken um!

Sie können nicht einschlafen, weil tausend Gedanken in Ihrem Kopf kreisen?

Tipp: Richten Sie eine Umleitung für Ihre Gedanken und Gefühle ein.

Übung 1: Konzentrieren Sie sich auf die Stille, die Sie umgibt, und versuchen Sie jetzt in dieser Ruhe fünf Geräusche wahrzunehmen. Konzentrieren Sie sich nur darauf. Geräusche, die Sie vorher ausgeblendet haben, bekommen plötzlich einen Klang – hören Sie das Knarren der Möbel, den Wind oder Ihr eigenes Ein- und Ausatmen?

Übung 2: Scannen Sie in Gedanken Ihren ganzen Körper durch und versuchen Sie Empfindungen wie das Kribbeln am Fuß, die Wärme am Bauch oder die Schwere in den Beinen zu erfühlen.

Übung 3: Schließen Sie die Augen, konzentrieren Sie sich auf fünf Dinge, die Sie sehen können. Klingt paradox, aber versuchen Sie es. Sehen Sie die weißen Kreise, roten Streifen oder sonstige Bilder, die durch die Dunkelheit ziehen? Wenn Sie nichts mehr sehen, liegt es möglicherweise daran, dass Sie bereits eingeschlafen sind.

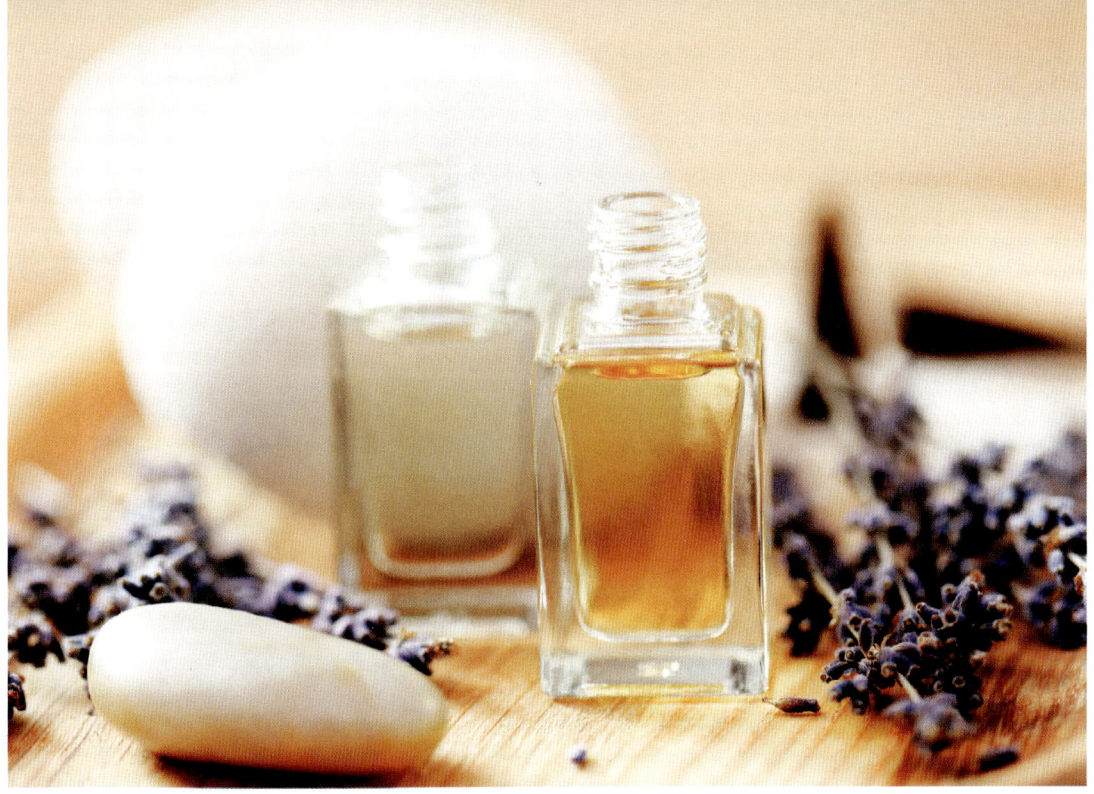

Ein erholsamer Schlaf reduziert Stresssymptome. Natürliche „Schlafhilfen" wie Lavendelblüten oder ein frisch gelüftetes Schlafzimmer fördern einen ruhigen Schlaf.

Versinken Sie in die Matratze

Sie sind verspannt? Für einen guten und intensiven Schlaf ist das Loslassen – also Entspannung – wichtig. Übung: Atmen Sie tief und gleichmäßig ein und aus. Wenn Sie einen für Sie angenehmen Atemrhythmus erreicht haben, lassen Sie Spannungen los. Stellen Sie sich dabei vor, wie Sie mit jeder Ausatmung in Ihre Matratze versinken. Ihr Körper wird schwerer, so als würden Gewichte an Ihnen hängen und Sie nach unten ziehen. Lassen Sie zuerst die Arme, dann die Beine und zum Schluss den ganzen Körper schwerer werden.

Schaffen Sie gute Schlafbedingungen

Lüften Sie das Schlafzimmer. Erklären Sie Ihre Schlafoase zur fernsehfreien Zone. Beseitigen Sie Chaos.

Achten Sie auf das richtige Ess- und Trinkverhalten am Abend

Schwer Verdauliches liegt wie ein Stein im Bauch und kann folglich den Schlaf stören. Viel trinken vor dem Schlafengehen macht nachts durch Toilettengänge aktiv. Schlechtschläfer sollten Anregendes wie Kaffee oder Alkohol meiden.

2. Sorgen Sie für Auszeiten im Alltag

Studien haben gezeigt, dass Entspannungsmethoden wie Yoga, autogenes Training oder Meditation stressresistenter machen, weil sie den Cortisolpegel deutlich senken und auch andere Stresssymptome wie Bluthochdruck oder hohe Blutzuckerwerte positiv beeinflussen. Auch mit zeitsparenden Übungen im Alltag können Sie bereits kleine Entspannungseffekte erzielen, weiß Frank Ritter:

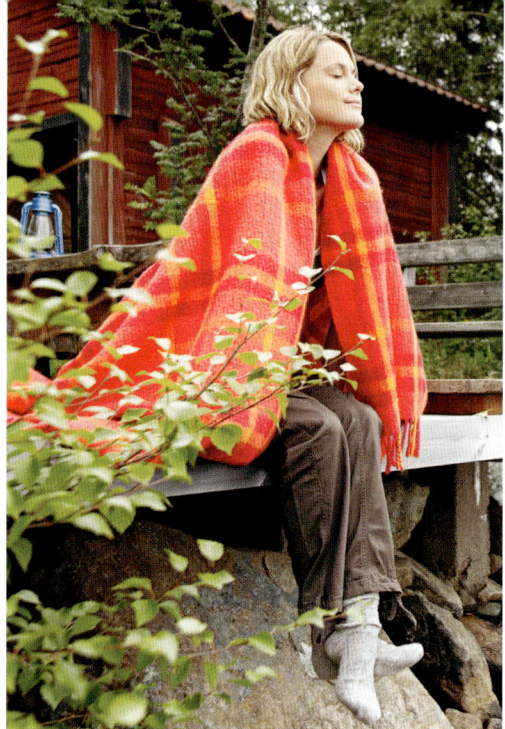

Machen Sie kurze Pausen an der frischen Luft –
manchmal reicht schon eine Atempause.

Schlafen Sie, bis der Schlüssel fällt!

Aus der Biorhythmusforschung wissen
wir, dass der menschliche Organismus
auf eine kurze Pause zwischen 13 und
14 Uhr „programmiert" ist. Gönnen Sie
Ihrem Organismus diese kurze Erholung.
So tanken Sie Energie für 100-prozentige
Leistungs- und Konzentrationsfähigkeit
am Nachmittag. Nehmen Sie einen
Schlüsselbund in die Hand. Positionieren
Sie sich bequem auf dem Sofa, mit
einem Kissen auf dem Schreibtisch, oder
gemütlich angelehnt in Ihrem Bürostuhl.
Beim Einschlafen verlassen Sie bereits
nach zehn Minuten den Alphazustand
und Ihre Gehirnwellen stellen auf den
sogenannten Deltazustand um. Hierbei
entspannt sich die Muskulatur so stark,
dass Ihr Schlüsselbund auf den Boden
fällt und Sie aufweckt. Dieser Zehn-
Minuten-Schlaf ist so erholsam wie
eine 90-minütige Tiefschlafphase.

Aktivieren Sie sich an der frischen Luft

Bewegung an der frischen Luft macht
wach und den Kopf frei. Das hilft vor
allem am Nachmittag, wenn die Leis-
tungs- und Konzentrationsfähigkeit
nachlässt. Machen Sie einen flotten
Spaziergang um den Block, atmen Sie
dabei tief ein und aus. Das kurbelt das
Herz-Kreislauf-System sowie die Durch-
blutung an, wodurch Sie sich bis zum
Abend viel leistungsfähiger und fitter
fühlen werden.

Machen Sie eine Atem-
statt einer Zigarettenpause

Das einzig Positive am Rauchen ist die
Entspannungspause, die man sich für
den Glimmstängel gönnt.

Tipp: Machen Sie dreimal am Tag eine
dreiminütige Atempause, das entspricht
etwa einer Zigarettenlänge. Konzentrieren Sie sich dabei auf Ihre Atmung – öff-
nen Sie das Fenster und verscheuchen
Sie negative Gedanken. Atmen Sie tief
durch die Nase ein. Dadurch wird die Luft
angefeuchtet und erwärmt, was gerade
im Winter, wenn die Luft kalt und trocken
ist, wichtig ist, um die Lungen nicht zu
überreizen. Atmen Sie anschließend
zügig durch den Mund wieder aus. Pressen Sie dabei die gesamte Luft raus.
Wiederholen Sie diese Atemtechnik für
die nächsten drei Minuten.

Über eine tiefe Atmung sprechen Sie
Ihren Parasympathikus an. Das ist der
Teil Ihres vegetativen Nervensystems,
der dem Stress entgegenwirkt. Atem-
pausen helfen Ihnen im wahrsten Sinne
des Wortes „durchzuatmen" und folglich
zu entspannen.

Auch in Zukunft schlank!

Jeder Diätgeplagte kennt das Auf und Ab des Gewichts. Immer wieder werden neue Diätversuche gestartet und immer wieder enden sie mit dem gleichen Ergebnis: dem Jo-Jo-Effekt. Nach der Diät ist mal wieder vor der Diät – denn die wenigsten Abnehmwilligen können sich langfristig an der erreichten „Leichtigkeit" erfreuen. Meistens stehen sie innerhalb einiger Monate wieder beim Ausgangsgewicht und die ganze Abnehmerei beginnt von vorn.

Warum schlägt der Jo-Jo-Effekt immer wieder zu?

Vergleichen wir zwei gleichgewichtige Menschen, die wir hier als Frau Meier und Frau Schmitt bezeichnen. Beide wiegen aktuell 80 Kilogramm. Frau Schmitt hat früher aber 100 Kilogramm gewogen. Der Unterschied zwischen den beiden liegt in ihren Fettzellen: Während Frau Meier prall gefüllte Fettzellen besitzt, haben die von Frau Schmitt durch das Abnehmen an Volumen verloren, sie sind sozusagen ausgeleiert. Wer von beiden wird es schwerer haben, das Gewicht zu halten? Klar, Frau Schmitt!

Gefräßige Fettzellen

Forscher vermuten, dass Fettzellen eine Art „Fühler" besitzen, wodurch sie spüren, ab welchem Füllstand sie vollgetankt sind. Durch das Abnehmen wurde der Treibstoff aus Frau Schmitts Fettzellen verbraucht. Einen halbleeren Tank mögen diese jedoch nicht und deshalb haben Fettzellen immer das Bestreben, sich wieder randvoll zu füllen. Erst dann geben sie wieder Ruhe. Damit das möglichst schnell vonstattengeht, wird in der Fettzelle auf Hochbetrieb neues Fett gebildet, und zwar mithilfe des fettaufbau-

enden Enzyms Lipoproteinlipase. Seine Aktivität nimmt nach dem Gewichtsverlust um das Dreifache zu und wird erst dann heruntergefahren, sobald die Fettzelle wieder vollgetankt ist.

Vermutlich wird Frau Schmitt, wenn sie nicht gelernt hat ihren Körper auszutricksen, nach ihrer Diät wieder zunehmen. Erst wenn die Reserven erneut randvoll aufgefüllt sind, verlangsamt sich oder stoppt ihre weitere Gewichtszunahme.

Der Kampf gegen die eigenen Gewichts-Verteidigungssysteme

Fettzellen produzieren im randvollen Zustand ein Sättigungshormon – das Ihnen jetzt schon bekannte Leptin. Leptin vermittelt dem Gehirn folgende Botschaft: „Hallo Zentrale, wir sind ausreichend mit Energie versorgt!" Folglich kann der Stoffwechsel normal weiterarbeiten, um das Energiegleichgewicht aufrechtzuerhalten. Wenn Sie aber, wie Frau Schmitt, abgenommen haben, nimmt das Volumen der Fettzellen ab. Jetzt lautet das Signal an die Zentrale: „Achtung, Achtung, die Reserven gehen zur Neige, bitte alle Maßnahmen in Bewegung setzen, um das Energiegleichgewicht wie-

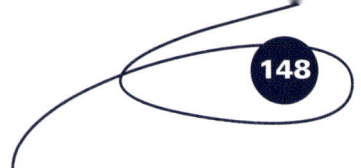

derherzustellen." Und was glauben Sie, welche Maßnahmen der Körper von Frau Schmitt in Gang setzen wird? Quälender Hunger, dauernder Appetit und Senkung des Energieumsatzes sind die ständigen Begleiter von Frau Schmitt. Ihr Körper möchte sie anregen mehr zu essen, um die Speicher aufzufüllen, und gleichzeitig fährt er den Stoffwechsel herunter, um effektiver zu deponieren – innerhalb kürzester Zeit sind so die Fettzellen wieder schön prall gefüllt. Vergleichbar ist dies mit dem erneuten Aufblasen eines Luftballons, dem zuvor die Luft abgelassen wurde. Diesen haben Sie ohne große Anstrengung schneller aufgepustet als einen neuen Luftballon. Stärker ist dieser Effekt übrigens bei Frauen ausgeprägt. Und damit zügig Energie bereitgestellt wird, steigt insbesondere der Appetit auf Süßes, denn Zucker ist ein schneller Energielieferant.

Geringerer Energieverbrauch
Durch das Abnehmen werden weniger biologisch aktive Schilddrüsenhormone gebildet, die Herzfrequenz sinkt und je nachdem welche Diät gewählt wurde, kann es zu einem mehr oder minder starken Abbau von Muskelmasse kommen – und das führt unter dem Strich zu einem geringeren Energieverbrauch.

Rückfallgefahr
Ein Rückfall in alte Essensmuster erhöht ebenso die Wahrscheinlichkeit, wieder zuzunehmen. Je einseitiger und quälender die Diät von Frau Schmitt war, desto unwahrscheinlicher ist es, dass sie langfristig am Ball bleibt. Umso größer ist die Wahrscheinlichkeit, dass sie wieder bei ihren alten Essgewohnheiten landet.

Fazit: Frau Schmitt wird vermutlich durch ihre größeren, ausgeleierten Fettzellen und durch wiederkehrende alte Verhaltensmuster nach einer Diät schneller wieder zunehmen als Frau Meier. Es sei denn, sie lernt ihren Körper intelligent auszutricksen!

Neueste Forschungsergebnisse – Fettzellen sterben doch ab ...
... und mit Kalzium noch schneller! Wie viele Fettzellen ein Mensch besitzt, wird in der Wachstumsphase festgelegt. Ein dickes Kind wird als Erwachsener mehr Fettzellen haben als ein schlankes. Viele glauben, dass durch Diät nicht nur die Pfunde, sondern auch die Fettzellen für immer verschwinden. Dem ist leider nicht so, sie leiern nur aus. Lange Zeit vermutete man, dass einmal angelegte Fettzellen einen das ganze Leben begleiten. Das stimmt nicht. Fettzellen sind in der Lage, sich zu erneuern. Forscher haben herausgefunden, dass jährlich etwa zehn Prozent der Fettzellen absterben und dann durch neue ersetzt werden. An der Fettzellen-Anzahl ändert sich zwar nichts, aber an der Form. Die neuen Fettzellen sind dann kleiner und machen weniger Probleme beim Gewichthalten. Etwa acht Jahre braucht der Körper, um etwa 50 Prozent seiner Fettreserven komplett zu erneuern. Forscher sehen hierin ein großes Potenzial für zukünftige Therapieansätze gegen Übergewicht. Die Milchdiät kann bei diesem Prozess sogar einen kleinen positiven Beitrag leisten. Da Kalzium ein Hormon (Calcitriol) hemmt, welches das Absterben von Fettzellen verzögert, kann die Extraportion Milch dem Ableben der gemeinen Fettzellen ein wenig nachhelfen.

So sagen Sie dem Jo-Jo-Effekt den Kampf an

Wie gut die Stabilisierungsstrategie letztendlich greift, ist maßgeblich von der zuvor angewandten Diätmethode abhängig. Je einfacher, schmackhafter und muskelerhaltender diese ist, desto erfolgreicher werden Sie auch Ihr Gewicht halten können. Die Milchdiät bietet hierfür beste Voraussetzungen: Sie ist einfach, sättigt, ist überall umsetzbar und erhält aufgrund der höheren Eiweißzufuhr Ihre Muskelmasse. Die Chancen stehen somit sehr gut, dass nach der Diät auch nach der Diät bleibt und Sie Ihren verlorenen Pfunden für immer den Rücken zukehren können.

Die Extraportion Milch für einen nachhaltigen Erfolg

Die Milch macht und hält schlank – das bringen immer mehr Studien auf den Punkt. Personen mit guter Kalziumversorgung haben tendenziell ein niedrigeres Gewicht oder nehmen im Laufe der Zeit weniger zu als die kalziumunterversorgten Menschen.

Dass ein höherer Milchkonsum nach der Diät das Stabilisieren des erreichten Gewichts erleichtert, haben Forscher aus Tennessee herausgefunden: Frauen, die in der Erhaltungsphase drei bis vier Portionen Milch und Milchprodukte verzehrten, haben ihr Gewicht gehalten. Im Gegensatz dazu haben die Nicht-Milchtrinker zum Teil sogar wieder zugenommen, obwohl sie pro Tag 200 Kilokalorien weniger gegessen haben. Warum aß die Milchgruppe mehr und hielt trotzdem ihr Gewicht besser? Ganz einfach: Die höhere Kalziumzufuhr bewirkte eine um das Zweifache gesteigerte Fettverbrennungsrate.

In einer anderen Studie musste wieder eine kalziumarm ernährte Kontrollgruppe gegen die Milchgruppe antreten. Wettkampfdauer: sechs Monate. Obwohl die Milchgruppe im Laufe der sechs Monate etwa 260 Kilokalorien pro Tag mehr aufnahm, hat sie ihr Gewicht genauso gut wie die Kontrollgruppe gehalten.

Eine Vorstellung, wie viel mehr an Nahrung 260 Kilokalorien pro Tag sind, gibt folgendes Beispiel: 250 Gramm vollfetter Joghurt plus 300 Gramm Erdbeeren. Das entspricht einer ganzen Mahlzeit mehr! Im Übrigen haben die Teilnehmer in der Milchgruppe auch noch mehr Bauchfett verloren, obwohl sie mehr Kalorien verschmaust haben. Zudem hatten sie eine höhere Konzentration des Sättigungshormons Leptin.

Frauen in den Wechseljahren profitieren besonders von der Milch

Frauen in den Wechseljahren klagen häufig über eine schleichende Gewichtszunahme von einem halben bis zu einem

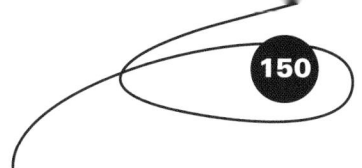

Kilogramm pro Jahr. Vor allem der Bauch wird immer dicker und die schöne schlanke Taille verabschiedet sich für immer in die Vergangenheit. Das muss nicht sein. In einer Studie wurde der Effekt der Kalziumzufuhr auf die Körperzusammensetzung von Frauen in den Vorwechseljahren beobachtet. Das Ergebnis lässt auf bleibende Taille hoffen, denn die Frauen mit dem höchsten Kalziumkonsum über Milch und Milchprodukte hatten in einem Jahr deutlich weniger Bauchspeck zugenommen als jene, die zu wenig davon verzehrten.

Eine andere Studie, in der Frauen nach den Wechseljahren untersucht wurden, ergab ein vergleichbares Ergebnis: Frauen, die 16 Wochen lang Milch tranken, konnten ihre Taillen eher absichern als die Frauen in der Kontrollgruppe. Diese nahmen sogar deutlich an Gewicht, vor allem am Bauch, zu, obwohl sie weniger Kalorien gegessen hatten. Andere Studien zeigen, dass trotz unveränderter Kalorienzufuhr leichte Gewichtsabnahmen durch mehr Milchkalzium möglich sind.

Warum hält die Milch schlank?

Brandneue Forschungsergebnisse aus China und den USA geben noch mehr Anlass, die Milch als Gewichtsstabilisator einzustufen. Hierfür haben Forscher die Ernährung von 4429 Männern und Frauen genauer unter die Lupe genommen. Erfreulicherweise hatten Personen mit dem höchsten Leucin-Konsum das niedrigste Gewicht. Leucin, ein Bestandteil des Milcheiweißes, erhöht den Energieverbrauch, schützt die Muskulatur und fördert sogar ihren Aufbau. Außerdem er-

höht diese Aminosäure die Bildung des Sättigungshormons Leptin, wodurch der Appetit sowie der Hunger sinken.

Mehr Eiweiß hilft das Gewicht zu halten

Mit mehr Eiweiß kann man selbst in der Gewichtserhaltungsphase, ohne sich zusätzlich sportlich zu verausgaben, noch mehr Fett verbrennen, als vergleichsweise mit einer eiweißarmen Kost. Ist das nicht eine schöne Nachricht?

Davon gibt es noch mehr, denn Wissenschaftler haben endlich bewiesen, welche Ernährung für eine erfolgreiche Gewichtsstabilisierung die beste ist. Für das groß angelegte Experiment mussten 773 übergewichtige Teilnehmer erst einmal elf Kilogramm abspecken. Anschließend wollten die Wissenschaftler herausfinden, mit welcher Diät die Probanden das erreichte Gewicht am besten halten. Der Gewinner hieß „Eiweiß-Diät". Mehr Eiweiß bei gleichzeitiger Senkung stark blutzuckerbelastender Kohlenhydrate verhindert am besten den Jo-Jo-Effekt. Eiweiß ist einfach klasse – es macht lange satt, stabilisiert den Blutzucker, baut Muskeln auf und Fett ab und es erhöht den Energieverbrauch.

Ballaststoffe sind unverzichtbar beim Gewichthalten

Ballaststoffe, die in Nüssen, Gemüse, Obst, Hülsenfrüchten und Vollkornprodukten enthalten sind, helfen nicht nur schneller schlank zu werden, sondern auch schlank zu bleiben. Bereits zwei bis drei Gramm Ballaststoffe mehr pro Tag reichen aus, um eine alters- bzw. hormonbedingte Gewichtszunahme von

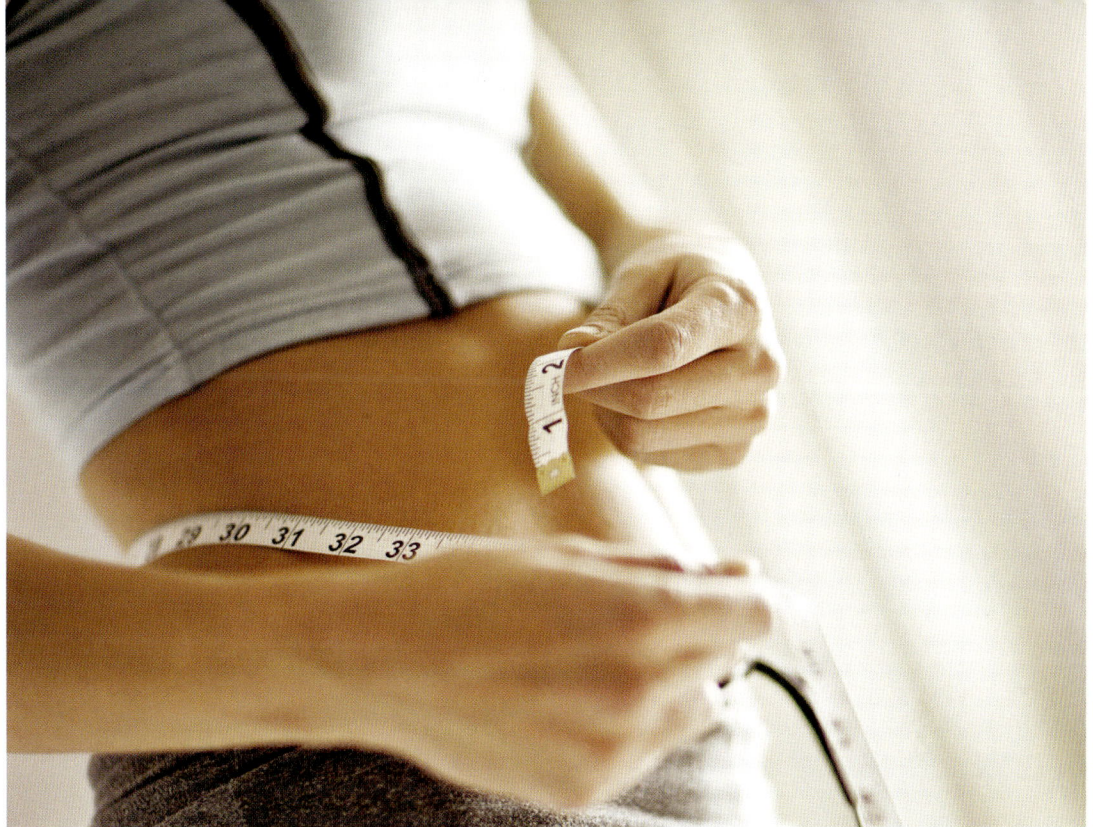

Um Ihr Bauchfett dauerhaft zum Schmelzen zu bringen, helfen eine erhöhte Eiweiß- und Ballaststoffaufnahme sowie regelmäßige Bewegung. Schon ein täglicher Spaziergang bringt Sie Ihrem Ziel näher.

jährlich einem halben Kilogramm aufzuhalten. Und was sind schon zwei bis drei Gramm Ballaststoffe gegen eine schlanke Figur? Das sind nur 100 bis 150 Gramm Erdbeeren oder 20 bis 25 Gramm Nüsse, die Sie am Tag mehr essen müssten – das sollte es Ihnen wert sein, um die Kilos an Bauch und Hüften abzuwimmeln.

Schaffen Sie sich ein Kaloriendefizit durch Bewegung

Sport ist in vielerlei Hinsicht positiv – er verbessert die gesamte Stoffwechselsituation, erhöht den Energieverbrauch und baut auch noch Diätstress ab. Wenn Sie Ihr Gewicht halten wollen, dann wird Ihnen das leichter fallen, wenn Sie regelmäßige Bewegung zu einer Gewohnheit werden lassen, etwa wie das Zähneput-

zen am Morgen. Täglich 60 Minuten Sport sind nach neuesten Forschungsergebnissen optimal, aber leider nicht immer umsetzbar.

Dennoch, körperlicher Einsatz bringt Sie immer ein bisschen weiter. Kaufen Sie sich einen Schrittzähler und setzen Sie sich zum Ziel, täglich mindestens 5.000 Schritte zu gehen. Das schaffen Sie, indem Sie allein schon Ihre Alltagsaktivitäten steigern. Und denken Sie an Ihre Muskeln – aktivieren Sie diese durch Kräftigungstraining. Achten Sie jedoch darauf, die mühevoll verbrauchte Energie nicht durch kalorienhaltige Getränke wie Apfelsaftschorle wieder zunichte zu machen. Trinken Sie beim Sport nur Wasser. Und noch ein Tipp – Sport regt bei vielen

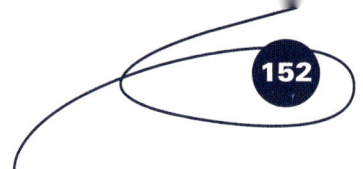

den Appetit an. Handeln Sie jetzt richtig! Verzichten Sie auf Kohlenhydrate, trinken Sie lieber einen Eiweißshake. Das sättigt und verhindert, dass Sie nach dem Sport in die Essfalle tappen.

Schlafen Sie gut und entspannen Sie viel – das tut Ihrer Figur gut.
Zu wenig oder zu viel Schlaf, Hektik den ganzen Tag, Leistungsdruck, Depressionen ... All dieser Stress wirkt sich gleich dreifach negativ auf Ihre Figur aus:

1. Er regt den Appetit an, folglich essen Sie mehr, vor allem mehr Süßes.
2. Er baut Muskelmasse ab – Sie verbrennen weniger Kalorien.
3. Er begünstigt die Bildung von Bauchfett.

Deshalb: Tun Sie etwas für Ihre Entspannung und Ihren guten Schlaf! Damit schaffen Sie eine wichtige Grundlage, um Ihr Gewicht einfacher zu halten.

Die 10 besten Tipps:
Damit tricksen Sie Ihren Stoffwechsel intelligent aus und können dem Jo-Jo-Effekt für immer den Rücken zukehren:

1. Essen Sie täglich drei bis vier Portionen Milch und Milchprodukte wie Joghurt, Quark oder Käse.
2. Reduzieren Sie die Kohlenhydrate auf maximal einmal am Tag.
3. Essen Sie zu jeder Mahlzeit Eiweiß aus Fisch, Fleisch, Geflügel, Eiern und Hülsenfrüchten.
4. Essen Sie sich satt an energiearmem

und wasserreichem Gemüse, Salat und Pilzen. Obst sollten Sie mindestens, aber auch nur zweimal pro Tag genießen.

5. Essen Sie ballaststoffreich zu jeder Mahlzeit. Ballaststoffe sind enthalten in Gemüse, Pilzen, Obst, Nüssen, Hülsenfrüchten und Vollkorngetreide.
6. Trinken Sie vor jeder Mahlzeit zwei Gläser Wasser, dann sind Sie ein wenig vorgesättigt.
7. Treiben Sie Sport – am besten eine Kombination aus Muskelkräftigung und Ausdauer. Bauen Sie möglichst viel Bewegung in Ihren Alltag ein.
8. Tanken Sie im Sommer ausreichend Sonne. Überprüfen Sie im Winter Ihren Vitamin-D-Spiegel. Bei einem Mangel ist eine Ergänzung ratsam.
9. Schlafen Sie gut und ausreichend etwa sieben bis acht Stunden.
10. Bauen Sie Stress ab. Entspannen Sie sich mindestens einmal am Tag.

Und das verbraucht noch zusätzlich Kalorien:

• Es muss zu Hause nicht immer kuschelig warm sein. Einfach mal die Temperatur zwei bis drei Grad herunterdrehen. Leichtes Frösteln erhöht den Energieverbrauch.

• Heute schon gelacht? Bereits zehn bis 15 Minuten lautes und aufrichtiges Lachen erhöhen Ihren Energieverbrauch um bis zu 40 Kilokalorien pro Tag. Auf das Jahr hochgerechnet können Sie sich so etwa zwei Kilogramm weglachen.

Milchmythen – was ist dran?

Kaum ein Lebensmittel spaltet die Meinungen unter Verbrauchern und Experten so sehr wie die Milch. Während sie die einen als sehr gesundes Lebensmittel empfehlen, warnen Milchgegner vor dem angeblichen, „weißen Gift". Letztere behaupten, dass Milch verschleimt und für alle möglichen Erkrankungen verantwortlich sei. In ihrer Argumentation beziehen sich Milchkritiker meist auf Hypothesen. Biochemische Zusammenhänge und potenzielle Wirkmechanismen als Hypothese zu beschreiben, ist eine sinnvolle Herangehensweise. Diese Annahmen müssen jedoch mithilfe von klinischen Experimenten und Beobachtungsstudien überprüft und bewiesen werden. Decken sich die Studienergebnisse mit der Theorie, ist diese ernst zu nehmen.

Im Falle der Milch zeigt sich jedoch hinsichtlich der Entstehung von Herz-Kreislauf-Erkrankungen, Diabetes und Übergewicht das genaue Gegenteil. Somit bleibt die aufgestellte Hypothese, dass der Konsum von Milch solche Zivilisationskrankheiten fördert, nach wie vor nur eine Annahme, die in der Praxis nutzlos ist.

Mythos 1:
Milch ist für Kälber und nicht für Menschen gedacht

Milchgegner halten immer wieder an dem Argument fest, dass der Mensch die einzige Spezies sei, die Milch von anderen Lebewesen trinkt. Das ist richtig. Kein anderes Säugetier, außer dem Menschen, trinkt im Erwachsenenalter Milch. Deshalb sind Milchkritiker der Ansicht, dass der erwachsene, menschliche Verdauungsapparat nicht für die Verwertung von Milchzucker (Laktose) und Milcheiweiß geschaffen ist.

Milchzucker ist nicht für alle Menschen problematisch

Tatsächlich vertragen weltweit 70 Prozent der Menschen die Milch nicht, da ihnen das Enzym zur Verwertung des Milchzuckers (Laktose) fehlt. Aber das betrifft nicht alle! Je nördlicher man schaut, desto besser wird die Milch vertragen. Die Schweden haben die wenigsten Probleme damit – 98 Prozent können sich die Milch ohne Probleme schmecken lassen. In Deutschland sind es 85, in Italien noch 48, in Afrika nur 21 Prozent und in Südostasien geht die Milchunverträglichkeit auf 100 Prozent zu. In den klimatischen Bedingungen sehen Forscher eine mögliche Erklärung für dieses Nord-Süd-Gefälle. Da Nordlichter weniger Sonne zu sehen bekommen, können sie auch weniger Vitamin D produzieren. Vitamin D benötigen wir unter anderem, um das Kalzium in die Knochen zu schleusen. Diese Funktion übernimmt die Laktose aus der Milch unterstützend mit, da sie die Aufnahme des Kalziums verbessert. Genanalysen von Skeletten aus der Frühzeit des Menschen bringen neue Erkenntnisse an das Tageslicht. Durch die Einführung der Milchwirtschaft

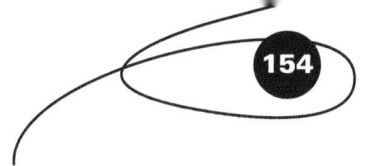

in Mitteleuropa muss vor etwa 7.500 Jahren eine Genmutation stattgefunden haben, wodurch eine Minderheit der Bauern anfing Milch zu vertragen. Die bessere Milchtoleranz hatte einen Überlebensvorteil: Der Konsum von Milch konnte die Rate der Kindersterblichkeit nach dem Abstillen senken. Frauen bekamen zudem mehr Nachwuchs und Jahre mit schlechter Ernte konnten besser überstanden werden. Das erklärt auch, warum die Milchverwertung in Regionen, wo Rinder gezüchtet werden, besser vertragen wird.

Die gute Nachricht: Die meisten laktoseintoleranten Menschen vertragen geringe Mengen Milchzucker gut. Zwölf Gramm Laktose, das entspricht einem Glas Milch, wird von vielen Betroffenen toleriert. Besonders gut verträglich ist die Milch, wenn sie zu einer Mahlzeit getrunken wird und diese mehr Fett und Eiweiß enthält. Zudem werden auch Joghurt und Hartkäse häufig gut vertragen.

Milcheiweiß ist sehr gut verdaulich
Die Panikmache, dass wir Menschen kein Milcheiweiß verdauen können und sein Verzehr zu Verklebungen im Darm führt, ist wissenschaftlich unhaltbar. Milcheiweiß ist eines der am besten verdaulichen Eiweiße in unserer Ernährung. Mithilfe von Magensäure und Enzymen wird es vollständig verdaut und aufgenommen.

Mythos 2:
Milch verschleimt
Mittelohrentzündung, chronische Erkältungen, Verschleimung von Stirn- und Nebenhöhlen oder Atemwegserkrankungen wie Asthma – das alles soll auf das Konto der Milch gehen? Ein Mythos, der sich bis heute noch tapfer hält. Dabei haben Forscher bereits Anfang der 90er-Jahre diese unberechtigten Vorwürfe widerlegt. In einem zehntägigen Versuch haben Probanden, die mit einem Schnupfenvirus infiziert wurden, selbst bei hohem Milchkonsum keine höhere Nasenschleimbildung aufweisen können.

In einer anderen Studie bekamen Teilnehmer, die an die Milch-verschleim-Theorie glaubten, entweder ein Getränk aus Kuh- oder eines aus Sojamilch. Beide Getränke wurden so verändert, dass sie geschmacklich nicht mehr zu unterscheiden waren. Beide Gruppen beschrieben im Glauben, Milch zu trinken, Symptome wie ständiges Herunterschlucken von zähem Schleim oder das Gefühl einer stärker belegten Zunge. Diese Studie hat gezeigt, dass die beschriebenen Verschleim-Effekte zum einen milchunspezifisch sind und zum anderen stark von der eigenen Erwartungshaltung abhängen.

Mythos 3:
Milch fördert die Bildung von Nierensteinen durch den hohen Kalziumgehalt
Falsch! Genau das Gegenteil ist der Fall. Und weil Kalzium sogar das Risiko für die Nierensteinbildung senkt, empfehlen Fachgesellschaften eine ausreichende Zufuhr von Kalzium.

Mythos 4:
Milch verstopft die Arterien
Der hohe Anteil an Kalzium und gesättigten Fettsäuren in der Milch steht in Verdacht, die Arterien zu verstopfen und

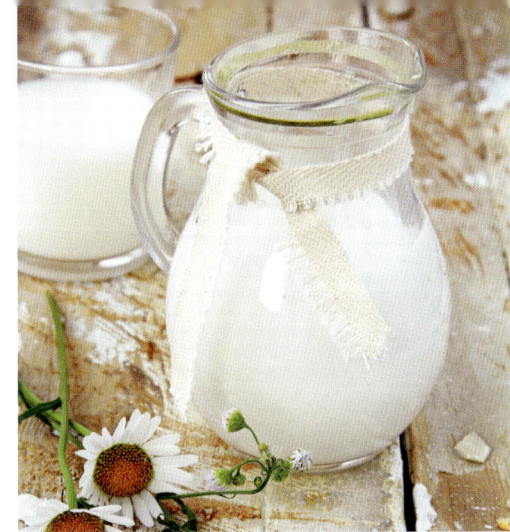

Viele Mythen, die sich rund um die Milch ranken, wurden wissenschaftlich widerlegt.

zu verkalken. Weder der eine noch der andere Vorwurf ist wissenschaftlich haltbar. Milchfett und Milchkalzium haben sogar einen herzschützenden Effekt. Sie sorgen dafür, dass das gute, gefäßreinigende HDL-Cholesterin ansteigt. Studienergebnisse bringen fast übereinstimmend folgendes Ergebnis ans Tageslicht: Milch und Milchprodukte erhöhen nicht das Risiko für Herz-Kreislauf-Erkrankungen. Im Gegenteil, im Trend zeigen Studien sogar eine Risikosenkung bei höherem Milchkonsum. Bemerkenswerterweise war das Risiko für Herz-Kreislauf-Erkrankungen um 60 Prozent reduziert, wenn neben reichlich Obst- und Gemüseverzehr fettreiche Milchprodukte konsumiert wurden.

Mythos 5:

Milch fördert Typ-2-Diabetes

Angehörige des Anti-Milch-Lagers vertreten die Hypothese, dass Milcheiweiß zu einer starken Ausschüttung von Hormonen wie Insulin und anderen Wachstumsfaktoren führt. Die ständig hohen Insulinspiegel haben danach zur Folge, dass das Hormon seine Wirksamkeit verliert. Dadurch kann der Blutzuckerspiegel nach einer Mahlzeit nicht mehr richtig gesenkt werden. Folglich entsteht Diabetes Typ 2. Die Behauptung, dass Milcheiweiß Insulin lockt, ist richtig. Der Nachweis, dass dies auch zum Diabetes führt, konnte bisher nicht erbracht werden.

Dieser Hypothese widersprechen zahlreiche Studien, die genau das Gegenteil zeigen. Schon lange ist bekannt, dass Milch das Risiko, an Typ-2-Diabetes zu erkranken, senkt, eine mögliche Erklärung hierfür haben Forscher erst kürzlich aufgespürt. Verantwortlich für den Schutzeffekt machen sie eine Fettsäure namens Trans-Palmitolein-Säure, die natürlicherweise in der Milch vorkommt. Menschen, die drei bis vier Portionen Milch und Milchprodukte täglich genießen, haben eine hohe Konzentration dieser Substanz im Blut und damit einhergehende niedrigere Insulinspiegel. Ihr Risiko, an Diabetes zu erkranken, ist laut Studienergebnis um fast 60 Prozent gesenkt.

Mythos 6:

H-Milch ist kein natürliches Produkt

„H-Milch ist ein totes Lebensmittel" oder „H-Milch ist kein natürliches Produkt mehr", so die Meinung der Milchkritiker. Dabei wird oft vergessen, dass viele andere Lebensmittel, die als ungemein gesund angepriesen werden, genauso ihre Natürlichkeit verlieren, wenn z. B. das Weizenkorn zu Mehl vermahlen wird und daraus Brot oder Nudeln hergestellt werden oder wenn die Sojabohne für die Tofuherstellung herhalten darf.

Register

REZEPTREGISTER

Literatur

Einleitung:
Summerbell, C. D. et al.: Randomised controlled trial of novel, simple, and well supervised weight reduction diets in outpatients. BMJ 317, 1487-89, 1998

Gekonnt abnehmen!
Lernen, worauf es ankommt.
Andrade, A.M. et al.: Eating slowly led to decrease in energy intake within meals in healthy women. Journal of American Dietetic Association 108(7), 1186-91, 2008

Kokkinos, A. et al.: Eating slowly increases the postprandial response of the anorexigenic gut hormones, peptide YY and glucagon-like peptide-1, J Clin Endocrinol Metab 95(1), 337-7, 2009

Otsuka, R. et al.: Eating fast leads to obesity: findings based on self-administered questionnaires among middle-aged japanese men and women. J Epidemiol.16(3), 117-24, 2006

Milch macht schlank –
das sagt die Wissenschaft!
Zemel M.B. et al.: Calcium and dairy acceleration of weight and fat loss during energy restriction in obese adults. Obesity Research 12, 582-90, 2004

Zemel, M.B. et al.: Dairy augmentation of total and central fat loss in obese subjects. International Journal of Obesity 4, 391-7, 2005

Zemel, M.B. et al.: Effects of calcium and dairy on body composition and weight loss in African-American adults. Obesity Research 7, 1218-25, 2005

Faghih, S. et al.: Comparison of the effects of cows' milk, fortified soy milk, and calcium supplement on weight and fat loss in premenopausal overweight and obese women. Nutrition, Metabolism & Cardiovascular Diseases, 1-5, 2010

Zemel, M.B.: Role of calcium and dairy products in energy partitioning and weight management. American Journal of Clinical Nutrition 79, 907-12, 2004

Christensen, R. et al.: Effect of calcium from dairy and dietary supplements on faecal fat excretion: a meta-analysis or randomized controlled trials. Obesity Reviews 10, 475-486, 2009

Dicker D. et al.: Relationship between dietary calcium intake, body mass index, and waist circumference in MABAT – the israeli national health and nutrition study. Israel Medical Association Journal 10, 512-15, 2008

Bush, N.C, Alvarez J.A. et al.: Dietary calcium intake is associated with less gain in intra-abdominal adipose tissue over 1 year. Obesity 18(11), 2101-4, 2010

Soares, M.J. et al.: Postprandial energy metabolism in the regulation of body weight: is there a mechanistic role for dietary calcium? Nutrients 2, 586-598, 2010

Gunther, C. W. et al.: Fat oxidation and its relation to serum parathyroid hormone in young women enrolled in a 1-y dairy calcium intervention. American Journal of Clinical Nutrition 82, 1228-34, 2005

Ping-Delfos, W.C.S, Soares Mario: Diet induced thermogenesis, fat oxidation and food intake following sequential meals: Influence of calcium and vitamin D. Clinical nutrition, 1-8, 2011

Sun, X., Zemel, M.B.: Leucine modulation of mitochondrial mass and oxygen consumption in skeletal muscle cells and adipocytes. Nutrition & Metabolism 6, 1-8,2009

Gilbert, J.A. et al.: Milk supplementation facilitates appetite control in obese women during weight loss: randomised, single-blind, placebo-controlled trail. British Journal of Nutrition 105, 133-143, 2011

Tordoff, G., Rabusa S.H.: Calcium-deprived rats avoid sweet compounds. American Society for Nutritional Sciences. 1232-1238, 1998

Zemel, M.B.: Proposed role of calcium and dairy food components in weight management and metabolic health. The Physician and Sportsmedicine, 2 (37), 29-37, 2009

Whigham, L.D. et al.: Efficacy of conjugated linoleic acid for reducing fat mass: a meta-analysis in humans. American Journal of Clinical Nutrition 85, 1203-11, 2007

Schrager, S.: Dietary calcium intake and obesity. The Journal of the American Board of Family, 18, 205-210, 2005

Major G.C. et al.: Calcium plus vitamin D supplementation and fat mass in female very low calcium consumers: potential link with calcium-specific appetite control. British Journal of Nutrition 101, 659-663, 2008

Wortsman, J. et al.: Decreased bioavailability of vitamin D in obesity. American Journal of Clinical Nutrition 71, 690-3, 2000

Worm, N.: Heilkraft D. Wie das Sonnenvitamin vor Herzinfarkt, Krebs und anderen Zivilisationskrankheiten schützt. Systemed Verlag

Die Milchdiät braucht weniger Kohlenhydrate
Hession, M. et al.: Systematic review of randomized controlled trails of low-carbohydrate vs. low-fat/low-calorie diets in the management of obesity and its comorbidities. Obesity reviews 10, 36-50, 2009

Feinmann, R.D.: Fad Diets in the treatment of Diabetes. Current Diabetes Reports, 2011

Nielsen, J.V., Jönsson, E.: Low-carbohydrate diet in type 2 diabetes: stable improvements of bodyweight and glycemic control during 44 month follow up. Nutrition & Metabolism 5, 1-6, 2009

Paddon-Jones, D. et al.: Protein, weight management, and satiety. American Journal of Clinical Nutrition 87 (suppl.), 1558-61, 2008

Westerterp-Plantenga, M.S. et al.: Dietary protein, weight loss, and weight management. The Annual Reviews of Nutrition 29, 21-41, 2009

Westerterp, K.R.:Diet induced thermogenesis. Nutrition & Metabolism, 1-5, 2004

Veldhorst, AB. Et al.: Gluconeogenesis and energy expenditure after high protein, carbohydrate-free diet, Am J Clin Nutr 90, 519-26, 2009

Sun, X., Zemel, M.B.: Leucine modulation of mitochondrial mass and oxygen consumption in skeletal muscle cells and adipocytes. Nutr Metab 5, 1-8, 2009

Flechtner-Mors, M. et al.: Enhanced weight loss with protein-enriched meal replacement in subjects with the metabolic syndrome. Diabetes Metabolism Research and Reviews, 2010

Thorpe, M. P. et al.: A diet high in protein, dairy and calcium attenuates bone loss over twelve month of weight loss and maintenance relative to a conventional high-carbohydrate diet in adults. The Journal of Nutrition, 1096-1100, 2008

Milchdiät = Low-Carb mit der Extraportion Milch
Tucker, L.A., Thomas, K.: Increasing total fiber intake reduces risk of weight and fat gains in Women. The Journal of Nutrition, 576-81, 2009

Rolls, B. J.: The relationship between dietary energy density and energy intake. Physiology & Behaviour 5, 609-15, 2009

Rolls, B.J. et al.: Salad and satiety: energy density and portion size of a first-course salad affect energy intake at lunch. Journal of the American Dietetic Association 104 (10), 1570-6, 2004

Gonder, U., Worm, N.: Mehr Fett. Warum wir mehr Fett brauchen, um gesund und schlank zu sein. Liebeserklärung an einen zu Unrecht verteufelten Nährstoff. Systemed. 2010

Nicht nur Milch trinken!
Dennis, E.A. et al.: Water consumption increases weight loss during a hypocaloric diet intervention in middle-aged and older adults. Obesity (Silver Spring) 18(2), 300-307, 2010

Popkin, B.M. et al.: Water and food consumption patterns of U.S. adults from 1999 to 2001. Obesity Research 13 (12), 2146-52, 2005

Boschmann, M. et al.: Water-induced thermogenesis. The Journal of Clinical Endocrinology & Metabolism 88(12), 6015-6019, 2003

Flood-Obbagy, J.E., Rolls, B.J.: The effect of fruit in different forms on energy intake and satiety at a meal. Appetite 52(2), 416-422, 2009

Dove, E.R. et al.: Skim milk compared with a fruit drink acutely reduces appetite and energy intake in overweight men and women. American Journal of Clinical Nutrition 90, 70-5, 2009

Wang, L.L. et al.: Alcohol consumption, weight gain, and risk of becoming overweight in middle-aged and older woman. Archives of International Medicine 170(5), 453-61, 2010

Caton, S.J. et al.: Acute effect of an alcoholic drink on food intake: aperitif versus co-ingestion. Physiology & Behaviour, 90(2-3), 368-75, 2007

Suter, P.M.: Alcohol, lipid metabolism and body weight. Therapeutische Umschau 75(4), 205-11, 2000

Sayon-Orea, C. et al.: Type of alcoholic beverage and incidence of overweight/obesity in a mediterranean cohort: The SUN project. Nutrition, 2010

Rigaud, D.: Alcohol and body weight? Revue du practicien, 59(1), 75-8, 2009

Geheimwaffen gegen die Zuckersucht
Keskitalo, K. et al.: Sweet taste preferences are partly genetically determined: identification of a trait locus on chromosome 16. Am J Clin Nutr 86(1), 55-63, 2007

Pagoto, SL et al.: Acute tryptophan depletion and sweet food consumption by overweight adults. Eat Behav. 10(1), 36-41, 2009

Markus C.R. et al.:The bovine protein alpha-lactalbumin increases the plasma ratio of tryptophan to the other large neutral amino acids, and in vulnerable subjects raises brain serotonin activity, reduces cortisol concentration, and improves mood under stress. Am J Clin Nutr., 71(6):1536-44, 2000

Massolt, E.T. et al.: Appetite suppression through smelling of dark chocolate correlates with changes in ghrelin in young women. Regul Pept 161(1-3), 81-6, 2010

Jetzt geht's zum Sport
Philips, S.M., Zemel, M.B.: Effect of protein, dairy components and energy balance in optimizing body composition. (unveröffentlicht)

Josse, A.R. et al.: Body composition and strength changes in women with milk and resistance training. MEdi Sci Sports and Exerc. 42(6), 1122-30, 2010.

Philipps, S.M.: Symposium 2: Exercise and protein nutrition, The science of muscle hypertrophy: Making dietary protein count. Proceedings oft he Nutrition Society 70, 100-1003, 2011

Josse, A.R. et al: Increased Consumption of Dairy Foods and Protein during Diet- and Exercise-Induced Weight Loss Promotes Fat Mass Loss and Lean Mass Gain in Overweight and Obese Premenopausal. The Journal of Nutrition, 2011.

Erdmann, J. et al.: Effect of carbohydrate- and protein-rich meals on exercise-induced activation of lipolysis in obese subjects. Horm. Metab. Res. 42(4): 290-4, 2010

Heden, T. et al.: One-set resistance training elevates energy expenditure for 72 h similar to thres sets. Eur. J. Appl. Physiol. 111(3), 477-84, 2011

Kirk, E. P. et al.: Minimal resistance training improves daily energy expenditure and fat oxidation. Med. Sci. Sports. Exerc. 41(5), 1122-29, 2010

Entspannt abnehmen
Drapeau, V. et al.: Is visceral obesity a physiological adaptation to stress? Panminerva Med. 45(3), 189-95, 2003

Luppino, F.S. et al.: Overweight, obesity, and depression. A systematic review and meta-analysis of longitudinal studies. Arch Gen Psychatry 67(3), 220-29, 2011

Watson, N.F. et al.: A twin study of sleep duration and body mass index. J Clin Sleep Med. 6(1), 11-17, 2010

Dallman, M.F.: Stress-induced obesity and the emotional nervous system. Trends Endocrinol Metab. 21(3), 159-65, 2010

Manzoni, G.M. et al.: Can relaxation training reduce emotional eating in women with obesity? An exploratory study with 3 months of follow-up. J Am Diet Assoc. 109(8), 1427-32, 2009

Granath, J. et al.: Stress management: A randomized study of cognitive behavioural therapy and yoga. Cohn Behav Therp 35(1), 3-10, 2006

Schlank auch in Zukunft
Wu, T. et al.: Long-term effectiveness of diet-plus-exercise interventions vs. diet-only interventions for weight loss: a meta-analysis. Obes Rev 10(3), 313-23, 2009

Schwartz, R.S., Brunzell, J.D.: Increase of adipose tissue lipoprotein lipase activity with weight loss. Journal of Clinical Investigation 67, 1425-30, 1981

Löfgren, P. et al.: Major gender differences in the lipolytic capacity of abdominal subcutaneous fat cells in obesity observed before and after long-term weight reduction. Journal of Clinical Endocrinology & Metabolism 87(2), 764-71, 2002

Löfgren, P. et al.: Prospective and controlled studies of the action of insulin and catecholamine in fat cells of obese women following weight reduction. Diabetologia 48(11), 2334-42, 2005

Arner, P., Spalding, K.L.: Fat cell turnover in human. Biochemical and Biophysical Research Communications 396, 101–4, 2010

Zemel, M.B. et al.: Effects of dairy intake on weight-maintenance. Nutrition & Metabolism 5, 1-28, 2008

Wennersberg, M.H. et al.: Dairy products and metabolic effects in overweight men and women: results from a 6-mo intervention study. American Journal of Clinical Nutrition 90, 960-8, 2009

Bush, N.C. et al.: Dietary calcium intake is associated with less gain in intra-abdominal adipose tissue over 1 year. Obesity 10, 2010

Angeles-Agdeppa, I. et al.: High calcium milk prevents overweight and obesity among postmenopausal women. Food and Nutrition Bulletin, 31(3), 381-90, 2010

Qin, LQ. Et al.: Higher branched-chain amino acid intake is associated with a lower prevalence of being overweight or obese in middle-aged East Asian and Western adults. J Nutr 141(2), 249-54, 2011

Larsen, T.M. et al.: Diets with high or low protein content and glycemic index for weight-loss maintenance. The new England Journal of Medicine 363, 2102-13, 2010

Tucker, L.A., Thomas, K.: Increasing total fiber intake reduces risk of weight and fat gains in Women. The Journal of Nutrition, 576-81, 2009

Lee, I-M. et al.: Physical activity and weight gain. Journal of American Medical Association 303(12), 1173-79, 2011

Milchmythen – was ist dran?
Iltan, Y. et al.: The origins of lactase peristence in Europe. PLoS Comput Biol. 5(8), 2009

Wilt, T.J. et al.: Lactose intolerance and health. Evid Rep Technol Assess 192, 1-410, 2010

Pinnock, C.B. et al.: Relationship between milk intake and mucus production in adult volunteers challenged with rhinovirus. Am Rev Respir Dis 141, 352-55, 1990

Pinnock, C.B., Arney, W. K.: The milk-mucus belief: Senory analysis comparing cow's milk and a soy placebo. Appetite 20, 61-70, 1993

Paterson, R. et al.: Evaluation and medical management of the kidney stone patient. CUAJ 4(6), 375-79, 2010

Soedamah-Muthu, S.S. et al.: Milk and dairy consumption and incidence of cardiovascular disease and all-cause mortality: dose-response meta-analysis of prospecticve chohort studies. Am J Clin Nutr. 93(1), 158-71, 2011

Homberg , S. et al.: Food choices and coronary heart diesease: a population based cohort study of rural swedish men with 12 years of follow-up. Int J Environ Res Public Health 6(10), 2626-38, 2009

Mozaffarian, D. et al.: Trans-palmitoleic acid, metabolic risk factors, and new-onset diabetes in U.S. adults: a cohort-study. Ann Intern Med. 153(12), 790-9, 2010

**Vollständige Literaturliste unter
www.villavitalia.de**

Impressum

Danksagung:
Ein großes Dankeschön möchte ich Thomas Kleinrahm und Petra Lölsberg sowie meinen Kollegen Andra Knauer, Tina Blohme, Katharina Butz, Heike Lemberger, meiner Schwägerin Heike Mangiameli, meinen Interviewpartnern Jean-Phillippe Klaack und Frank Ritter sowie den fleißigen Testessern Heike Lemberger, Christine Nöldeke, Valbona Isufi, Jean-Phillippe Klaack und besonders meiner Mama Maria und Schwester Carmen aussprechen. Mein größter Dank gilt Prof. Dr. Nicolai Worm, der mir mit seinem Know-how stets mit Rat und Tat zur Seite stand.

Hinweis:
Die Ratschläge/Informationen in diesem Buch sind von Autorin und Verlag sorgfältig erwogen und geprüft. Dennoch kann eine Garantie nicht übernommen werden. Eine Haftung der Autorin bzw. des Verlags und seiner Beauftragten für Personen-, Sach- und Vermögensschäden ist ausgeschlossen.

Bildnachweis:
Fotografin: Anke Politt
Styling (Vorbereitung): Christine Mähler
Foodstyling : Michaela Pfeiffer (Innenteil), Pia Westermann (Cover)
Assistenz: Janet Hesse, Sascha Toske
Illustrationen: Eva M. Salzgeber
Mit Ausnahme von:
Diane Diederich, Hamburg: U3 re., U4 li., 9, 135, 136, 137, 138, 139, 140, 141; istockphoto: 12, 42 re. o. (C. Gissemann), 13 li. (Lauri Patterson), 14 (Daniela Jovanovska-Hristovska), 17 (Troels Graugaard), 40 re. m. (E. Gründemann), 41 li. o. (Maris Zemgalietis), 41 li. u. (esemelwe), 42 re. u. (Isantilli), 43 (Mark Gillow), 51 (maxhomand), 76 (Jack Jelly), 133 (Galina Barskaya), 145 (Wariatka); lizenzfrei: 33 (Gettyimages/Tetra Images), 41 re. u. (Photodisc), 75 (Imagesource), 143 (Photoalto/YAI), 146 (Gettyimages/Philip Lee Harvey), 151 (Gettyimages/lifesize); Panthermedia: 73 (Ron C.); Privatarchiv Frank Ritter: U3 li.; Privatarchiv Nicolai Worm: 7; Shutterstock: 11 (Alexander Chaikin), 13 re. (Alex Zabusik), 26 (Yuri Arcurs), 37 (V. Volkov), 40 li. (R.Ashrafov), 40 re. o. (Foodpics), 40 re. u. (Gayvoronskaya_yana), 41 li. m. (Noam Armonn), 79 (rekaphoto), 155 (Dream 79); Stockfood: 29 (Maximilian Stock Ltd), 41 re. o. (Tobik), 42 li. o. (Newedel), 43 li. o. (Petr Gross), 43 li. u. (Wolfgang Schardt), 57 (Feig); Südwest Verlag: 22 (Emely Photography), 25 (N. Olonetzky), 42 li. u. (Endress), 47 (M. Görlach); S. 35 Milchdiät-Pyramide: Stufe 1 (von li. nach re.): istockphoto (RedHelga, ZoneCreative), Südwest Verlag (Newedel, Sperl, SWV, Sperl); Stufe 2 (von li. nach re.): Südwest Verlag (Holz, Plewinski, Hermann, Newedel, Plewinski); Stufe 3 (von li. nach re.): istockphoto (Valentyn Volkov), Südwest Verlag (SWV, Newedel, SWV, Sperl); Stufe 4 (von li. nach re.): Südwest Verlag (Kargl, Rees, Arras, 2x Newedel); Spitze (von li. nach re.): Südwest Verlag (Plewinski), Istockphoto (travis manley), Südwest Verlag (Plewinski)

Redaktionsleitung: Susanne Kirstein
Projektleitung: Maja Mayer
Cover, Layout, Gesamtproducing: Eva M. Salzgeber
Redaktion: Michaela Baur
Bildredaktion: Sabine Kestler
Korrektorat: Lothar Abenstein, Barbara Kohl
Litho: Artilitho snc, Lavis (Trento)
Druck und Verarbeitung: Alcione
Printed in Italy

ISBN 978-3-517-08746-7
817 2635 4453 6271

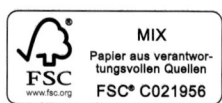

Verlagsgruppe Random House FSC-DEU-0100

Das für diesen Titel verwendete FSC®-zertifizierte Papier *Profisilk* wurde produziert von Sappi Alfeld.